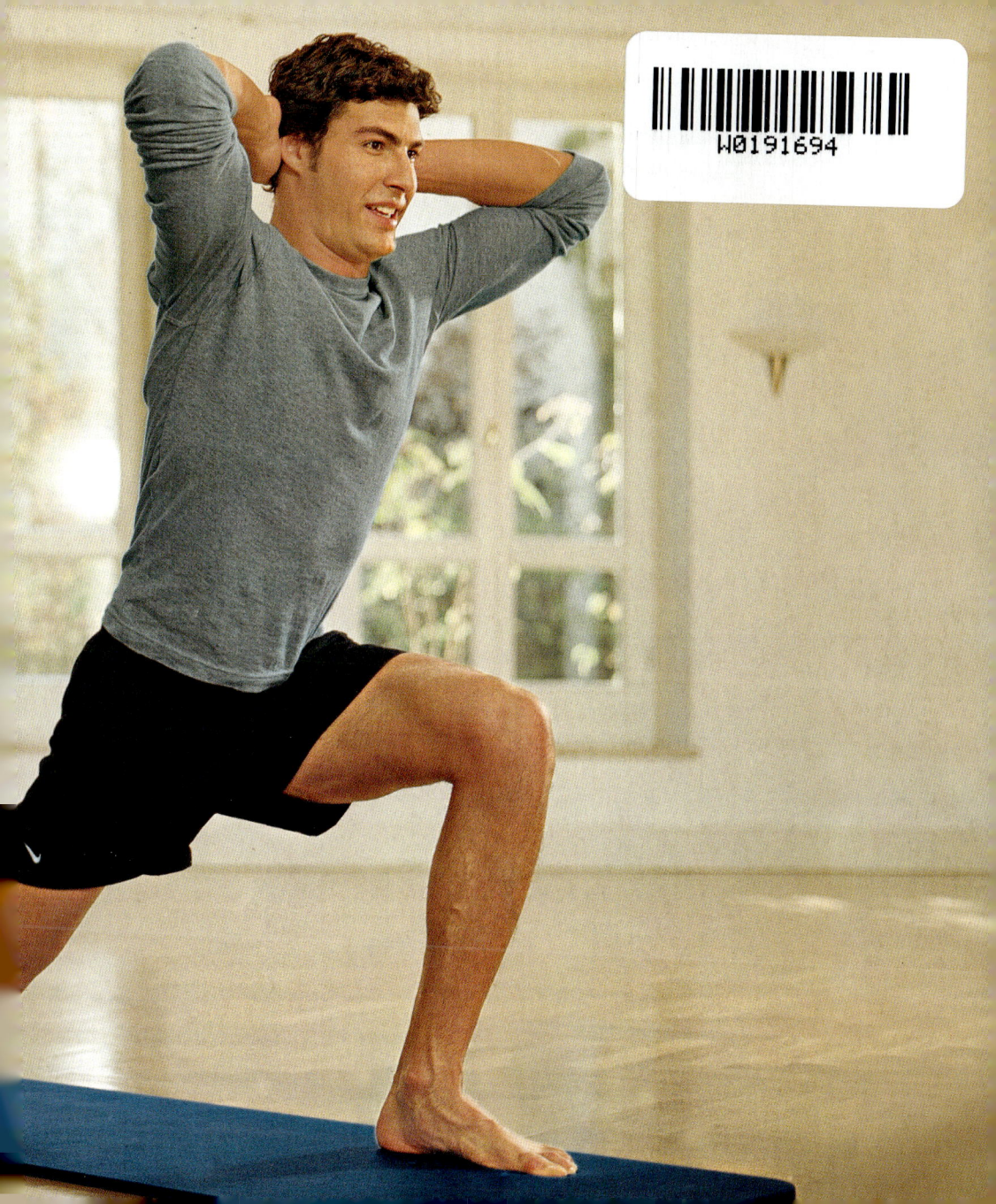

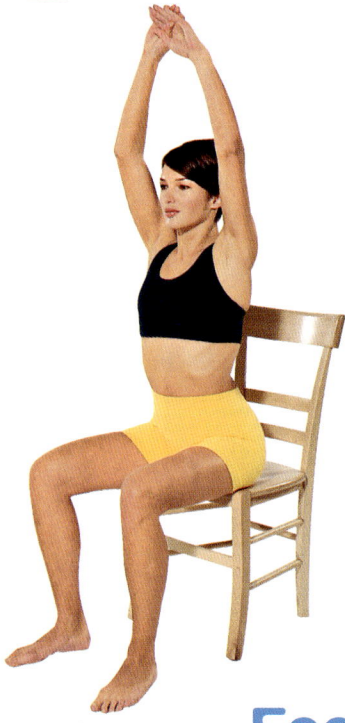

Inhalt

Ein gesunder Rücken
wird jeden entzücken

A brandnew Feeling!
Geschmeidig, entspannt, beweglich 10

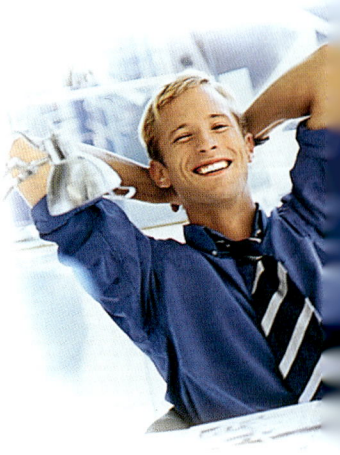

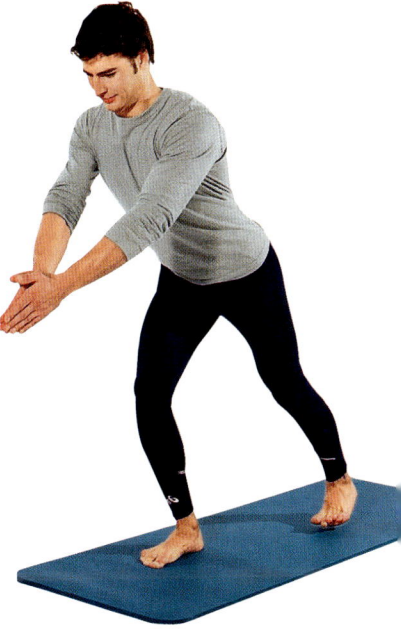

Einfach stark! Muskel-power für den Rücken

Just do it!
Mit Training à la carte …

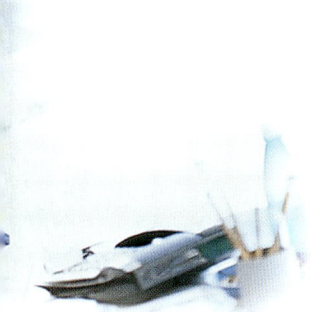

Ein gesunder Rücken

wird jeden entzücken …

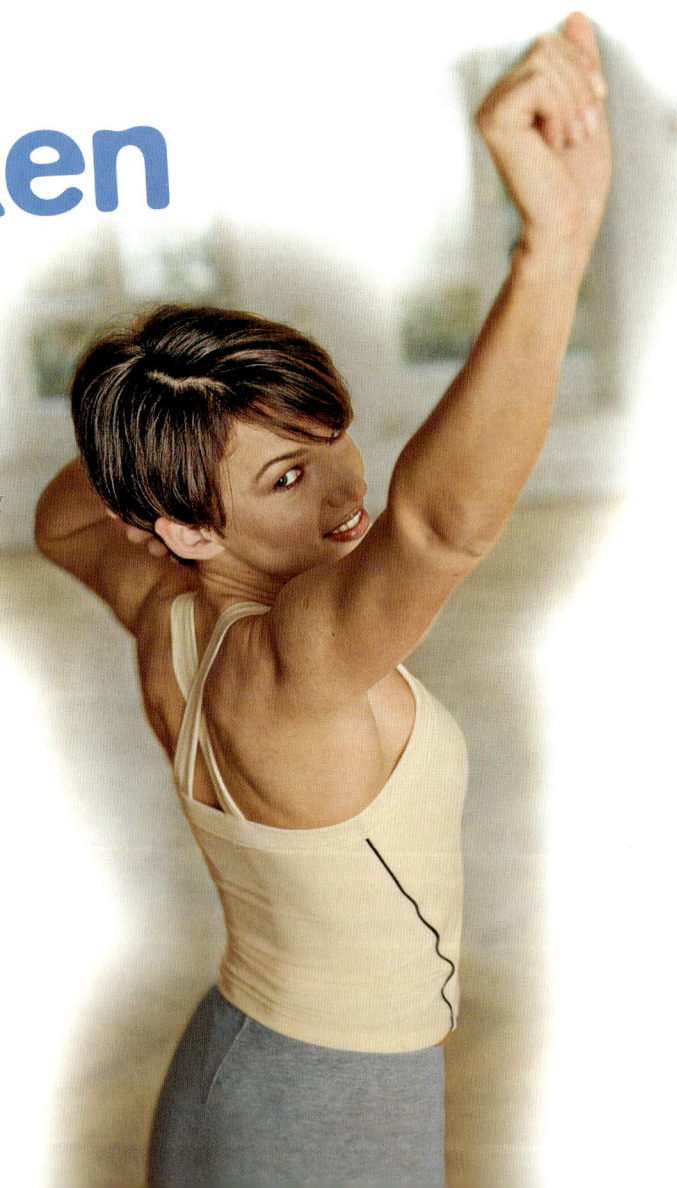

Bevor Sie mit den Übungen loslegen, sollten Sie ein wenig über Ihre Wirbelsäule, die Haltemuskulatur und die Bedeutung von Bewegung und Training wissen. Denn das wird Sie zusätzlich motivieren, ab heute für Ihren Rücken aktiv zu werden.

Aufrecht, stark, beweglich

Aufrecht oder gebeugt, im Sitzen, Stehen, beim Heben – Ihr Rücken leistet ganze Arbeit. Das Haltesystem der Wirbel, Wirbelgelenke, Muskeln und Bänder ist eine faszinierende Konstruktion. Eine tragende Rolle spielt die Wirbelsäule auch für das zentrale Nervensystem, denn das Rückenmark verläuft im Schutz des Wirbelkanals. Leider kann dieses komplexe Gebilde auch Ursprungsort für vielerlei Schmerzen sein. Lernen Sie, mithilfe einfacher Übungen aktiv etwas gegen solche Beschwerden zu tun.

Nehmen Sie sich etwas Zeit, und lesen Sie das Buch sorgfältig durch. Zunächst bekommen Sie einen Überblick über die Anatomie und die Entstehung der Rückenschmerzen. Ihre erste wichtige Übung wird es sein, das richtige Heben zu lernen.

Üben leicht gemacht

Eine elastische, kräftige und ausgewogene Haltemuskulatur ist die Voraussetzung für einen beschwerdefreien Rücken. Deshalb finden Sie im zweiten Kapitel einfache Übungen, die Ihre Muskeln dehnbarer und den Körper beweglicher machen. Und das dritte Kapitel bietet die neuesten Übungen zur Kräftigung der Muskulatur.
Mit Schritt-für-Schritt-Anleitungen und Bildern wird das richtige Üben ganz leicht. Mitmachen kann jeder, ob siebzehn oder siebzig!

Ihr individuelles Programm

Der passende Trainingsplan ist wichtig. Im letzten Kapitel finden Sie zwei Übungsprogramme für Vielsitzer und Vielsteher, mit jeweils etwa 30 Minuten Trainingszeit. Sobald Ihnen die Übungen vertraut sind, können Sie Ihr Training noch individueller und abwechslungsreicher gestalten – damit das tägliche Training weiter Spaß macht!

info:

AUF UND AB

Wenn Sie Ihren Körper trainieren, bauen sich Ihre Muskeln auf. Bei Bewegungsmangel jedoch bilden sie sich in kurzer Zeit zurück!
➤ Das heißt: Üben Sie immer weiter. Auch wenn Sie denken, das Ziel erreicht zu haben. Selbst bei völliger Beschwerdefreiheit müssen Sie immer am Ball bleiben.

Die Natur arbeitet ökonomisch. Energie einzusparen ist oberstes Gebot: Was Ihr Körper nicht braucht, baut er einfach ab. Leider auch die wertvolle Muskulatur.

Lesen und üben!

Schon beim Lesen können Sie mit dem Üben beginnen.
➤ Verharren Sie nicht in einer Position. Stellen Sie sich zum Beispiel hin, und lesen Sie den Rest dieses Kapitels im Stehen. Legen Sie dabei das Buch auf den Tisch oder halten Sie es in der Hand.
➤ Spüren Sie, wie sich Ihr Blutfluss verändert. Atmen Sie tief durch, und lesen Sie entspannt weiter.

Ihr Rückgrat – die Wirbel- säule

Wie Rückenprobleme entstehen und warum sich dabei alles um die Wirbelsäule dreht, soll ein kleiner Ausflug in die Anatomie verständlicher machen.

Die Wirbelsäule

… hat vier Etagen:

1. Die oberste ist die Halswirbelsäule mit 7 Wirbeln, die Ihren Kopf tragen.

2. Eine Etage tiefer folgt die Brustwirbelsäule mit 12 Wirbeln, an denen die Rippen verankert sind.

3. 5 Lendenwirbel bilden die Lendenwirbelsäule.

4. Unterste Etage ist das Kreuzbein, mit dem Steißbein als kleinem Fortsatz. Zusammen sind das 24 bewegliche Wirbel, verbunden durch die Wirbelgelenke. Diese sind für die Beweglichkeit des Rumpfes zuständig, oft aber auch Ursprungsort für Arthrose und Arthritis.

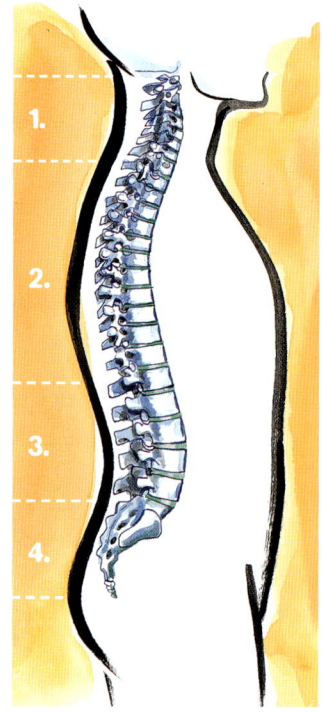

… mit »Stoßdämpfern«

Zwischen den einzelnen Wirbeln sitzen als »Stoßdämpfer« die Bandscheiben. Diese wasserhaltigen Knorpelscheiben puffern Stöße und Erschütterungen ab. Ihr flexibler Gallertkern sorgt beständig für die optimale Druckverteilung innerhalb des Bandscheibengewebes.

Der Druck, der tagsüber im Stehen und Gehen auf den Wirbeln lastet, presst die Flüssigkeit zum Teil aus den Bandscheiben heraus. Zwar diffundiert sie nachts, wenn Sie liegen, wieder zurück. Je älter Sie aber werden, desto weniger Wasser können die Bandscheiben insgesamt speichern. Dadurch verlieren sie an Höhe, die Pufferung funktioniert nicht mehr so gut, und sie verschleißen langsam. Durch regelmäßige Gymnastik können Sie diesem Alterungsprozess entgegenwirken. Die Bandscheiben werden dabei gedrückt und gezogen, was bewirkt, dass die Fasern das Wasser besser speichern.

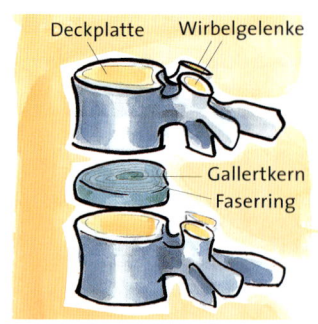

Wirbel und Bandscheibe.

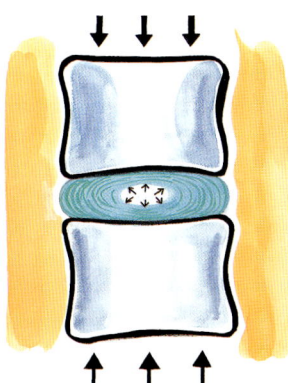

Der äußere Faserring der Bandscheibe ist mit den Wirbelkörpern verwachsen, stabilisiert die Wirbelsäule und hält den stoßdämpfenden Gallertkern im Bandscheibenzentrum.

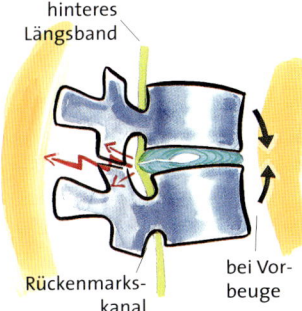

hinteres
Längsband

Rückenmarks-
kanal

bei Vorbeuge

Bandscheibenvorfall: Der Gallertkern quillt an einer Seite durch den Faserring hervor und kann auf einen Rückenmarksnerv drücken. Ursache ist eine plötzliche oder andauernde Überlastung der Wirbelsäule.

Auslöser für Rückenschmerzen

● Die häufigste Ursache sind muskuläre Schwächen und eine einseitige Haltung. Dadurch werden die Wirbelgelenke überlastet, die stützende Muskulatur verkrampft. Typischer Grund für chronische Verspannungen ist langes bewegungsloses Sitzen, zum Beispiel bei Autofahrten oder vor dem Computer.
● Natürlich belastet Übergewicht Ihre Wirbelsäule.
● Bei Stress erhöht sich die Muskelspannung. Davon sind vor allem Schulter- und Nackenmuskulatur betroffen.
● Unfälle, Traumata oder Knochenbrüche lösen oft erst nach Jahren Beschwerden aus.
● Bei akuten Verletzungen der Wirbelsäule (Autounfall, Sturz) treten durch Entzündungen an den Gelenken hohe Muskelspannungen auf. Ein notwendiger Schutzmechanismus: Ihr Körper versucht, das Problem zu stabilisieren. Damit entsteht eine natürliche Ruhigstellung.

info:

FACHCHINESISCH: EIN MINI-GLOSSAR

Damit Sie die Bedeutung wichtiger orthopädischer (bewegungsheilkundlicher) Fachbegriffe kennen.

Arthrose: Abnutzung des Gelenkknorpels

Arthritis: Entzündung eines Gelenks

Entzündung: starke Durchblutung in verletztem Gewebe; dient der schnellen Wundheilung

Fraktur: Knochenbruch

Hexenschuss: akute Verrenkung im Lendenbereich

Ischialgie: Schmerzen im Bereich des Ischiasnervs

Ischiasnerv: großer Nerv, der vom Rücken zum Fuß zieht

Prolaps: Bandscheibenvorfall (Bandscheibe rutscht eigentlich nach hinten!)

Protrusion: Bandscheibenvorwölbung

Skoliose: seitliche Verkrümmung der Wirbelsäule

Syndrom: mehrere Krankheitszeichen (Symptome)

Sitzen
Stehen
Heben

Aufrecht und aktiv

Die »klassische Rücken-
schule« lehrt das aufrechte
Sitzen, Stehen und Heben.
Dies ist natürlich richtig. Aufrecht zu sitzen, schont Ihren
Rücken. Die Aufrichtung
allein genügt jedoch nicht.

In der *modernen* Rücken-
schule wird das aufrechte Sitzen zum aktiven Sitzen! Nur,
wenn Sie auch beim Sitzen in
Bewegung bleiben, sitzen Sie
richtig.

Ein Experiment

1. Denken Sie sich in Ihren
Körper hinein. Fühlen Sie,
wie Sie im Moment sitzen,
auch wenn Sie zum Beispiel
die Beine übereinander ge-
schlagen haben oder den
Kopf zur Seite abstützen.
2. Jetzt verändern Sie ganz
bewusst Ihre Sitzhaltung: Setzen Sie sich aufrecht. Stellen

Sie die Beine nebeneinander.
Blicken Sie geradeaus, und
ziehen Sie Ihr Kinn leicht
zurück.
3. Spannen Sie für einige Sekunden Ihre Muskeln an.
Zum Beispiel: Drücken Sie
Ihre Füße fest auf den Boden;
spannen Sie den Bauch und
den Rücken an, indem Sie
sich kräftig nach oben strecken; die Hände drücken
gegen die Oberschenkel.
Wichtig: Atmen Sie ruhig
weiter. Halten Sie nie den
Atem an!
4. Suchen Sie sich nun wieder eine bequeme Sitzposi-
tion, und lesen Sie weiter.

Gratulation! Sie haben eben
gelernt, aktiv zu sitzen.

Richtig sitzen

➤ Verändern Sie alle paar
Minuten Ihre Position.
➤ Spannen Sie möglichst oft
Ihre Muskeln an.
Verharren Sie nicht länger als
zehn Minuten in der gleichen
Haltung. Beispiel: Wenn Sie
zehn Minuten nach links in

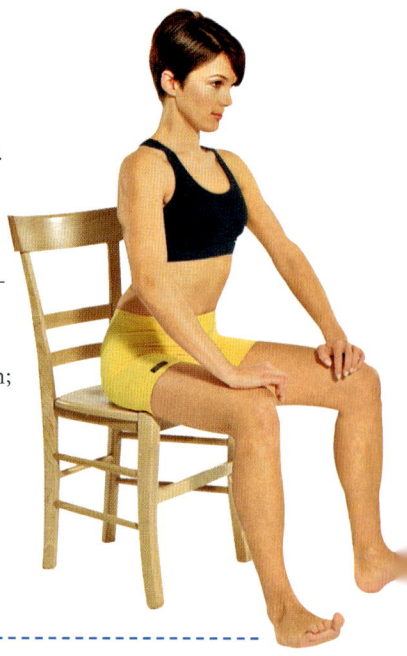

den Bildschirm geschaut
haben, dann wenden Sie
Ihren Kopf für einige Sekunden bewusst ganz nach
rechts.
Das aktive Sitzen ist gleichzeitig ein unsichtbares Training. Keinem Arbeitskolle-
gen wird auffallen, dass Sie
zwischendurch üben.

Dynamisch stehen

Langes Stehen, zum Beispiel
hinter der Verkaufstheke oder
bei einem Empfang, verur-

sacht nach einiger Zeit Schmerzen. »Mein Kreuz bricht ab«, ist ein häufig genanntes Symptom. So beugen Sie dem vor:

➤ Spannen Sie zwischendurch Ihre Muskeln an: Richten Sie sich kräftig auf, um so die Bauch- und Rückenmuskeln zu aktivieren.

➤ Stellen Sie bei längeren Hausarbeiten abwechselnd ein Bein hoch (20–30 cm). Dieses abwechslungsreiche Stehen ist eine Wohltat für Ihren Rücken!

Heben als Übung

Um das Heben zu erlernen, müssen Sie es als Übung betrachten. Nur, wenn Sie regelmäßig trainieren, sind Ihre Muskeln kräftig genug.

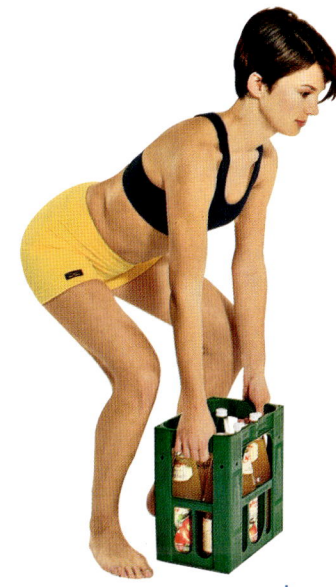

1. Stellen Sie sich aufrecht hin, die Beine hüftbreit und die Fußspitzen leicht nach außen gedreht.

2. Beugen Sie nun die Knie und die Hüfte an, und neigen Sie Ihren aufrechten Oberkörper nach vorn, sodass Sie

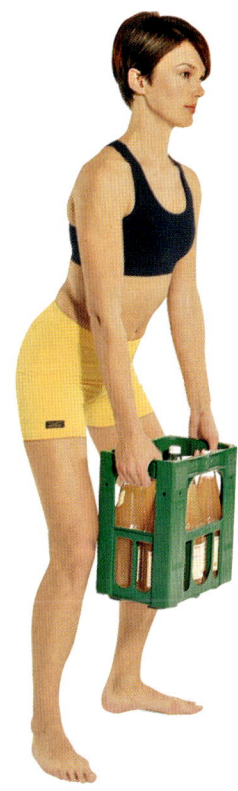

mit den Armen in Richtung Boden/unten kommen.

3. Heben Sie einen leichten Gegenstand vom Boden auf.

4. Richten Sie sich wieder auf und atmen Sie dabei aus. Der Rücken bleibt immer gerade! Der Aufrichte-Impuls kommt aus den Beinen und nicht aus Armen und Schultern. Wenn Sie dies ein paarmal geübt haben, können Sie das Gewicht steigern.

A brandnew Feeling!

Geschmeidig, entspannt, beweglich

Nach einem Acht- bis Zehn-Stunden-Tag sind Ihre Muskeln steif. Der Nacken schmerzt und der Kopf lässt sich kaum noch bewegen. Nicht nur »Büroakrobaten« und Computerfreaks kennen die leidvollen Folgen von zu langem Sitzen. Hier lernen Sie, was Sie dagegen tun können – und das schon vorbeugend morgens im Bett.

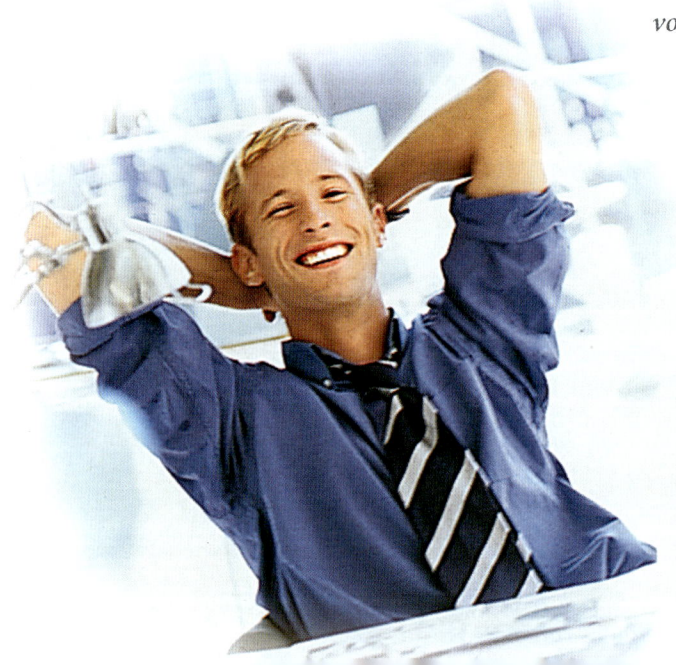
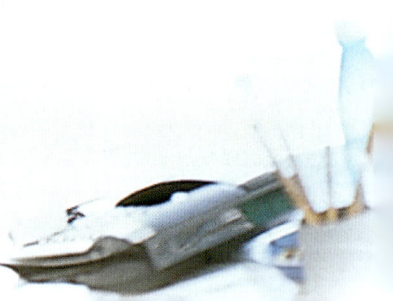

Wichtige Tipps fürs Training

Ready? ...

➤ Tragen Sie bequeme Kleidung.
➤ Trainieren Sie barfuß oder in Turnschuhen.
➤ Legen Sie sich eine feste Matte und ein flaches Kissen für den Kopf bereit.
➤ Starten Sie Ihre Lieblingssongs, und schalten Sie alle störenden Faktoren aus.

... Go!

➤ Beginnen Sie mit Aufwärmübungen (siehe Tipp!).
➤ Achten Sie auf die richtige Ausgangsstellung.
➤ Konzentrieren Sie sich auf Ihr Training.
➤ Atmen Sie immer ruhig und gleichmäßig!
➤ Bewegungsübungen machen Sie pro Körperseite 10- bis 15-mal, und das 2- bis 3-mal hintereinander. Pausieren Sie nach jedem Durchgang etwa eine Minute.

➤ Bei Dehn- oder Anspannungsübungen ist jeweils angegeben, wie lange Sie die Stellung halten sollen.
➤ Üben Sie 2- bis 3-mal pro Woche.

Ihr Trainingsplan

Sie müssen natürlich nicht alle Übungen machen.
➤ Suchen Sie sich aus jedem Kapitel mehrere Übungen aus. Vermeiden Sie einseitiges Training. Wechseln Sie die Übungen alle 4 bis 5 Wochen.
➤ Eine Trainingseinheit sollte etwa 30 Minuten dauern. Zwei Vorschläge finden Sie ab Seite 41.

Vorsicht bei ...

● akuten Schmerzen
● Infektionen
● Fieber
● schlechtem Allgemeinzustand
● nach Medikamenteneinnahme oder Alkoholgenuss

... dann sollten Sie nicht trainieren. Sind Sie unsicher, fragen Sie am besten Ihren Arzt oder Physiotherapeuten.

tipp:

WARM-UP!

● Bevor Sie sich ins Training stürzen, sollten Sie sich unbedingt 5 Minuten lang aufwärmen. Das regt den Kreislauf an und schützt die Muskulatur vor Verletzungen. Dehnübungen sind fürs Aufwärmen nicht ideal.

➤ Gehen oder laufen Sie auf der Stelle. Schwingen Sie dabei kräftig mit den Armen, und atmen Sie tief durch.
➤ Eine Fahrt mit dem Rad oder der Marsch in den fünften Stock dienen ebenfalls zum Aufwärmen.

● Falls Sie ein paar Kilo zu viel auf den Rippen haben, können Sie durchs Warm-up einige Kalorien zusätzlich verbrennen. Dazu sollten Sie allerdings mindestens 15 bis 20 Minuten fürs »Einlaufen« und genauso lange für die Gymnastik aufwenden. Für die ganz Eifrigen gibt's noch das »Special«: 15 Minuten aufwärmen – 15 Minuten Gymnastik – 15 Minuten auslaufen. Da haben die Fettpölsterchen garantiert keine Chance!

Elastisch durch
Chiro-gym

Die Chirogymnastik ist darauf spezialisiert, eingerostete Wirbelsäulen wieder in Schwung zu bringen. Durch einfache Beuge- und Drehbewegungen werden die Wirbelsäulengelenke beweglicher gemacht.

Schon im Bett

Diese einfache Gymnastik ist sehr effektiv! Das Besondere: Alle Übungen sind in der Rückenlage durchzuführen und können daher schon im Bett trainiert werden.

Übung 1

1. Legen Sie sich auf den Rücken, den Kopf auf einem flachen Kissen. Die Arme liegen seitlich neben dem Körper, die Handflächen weisen nach unten.
2. Schieben Sie nun zügig im Wechsel die linke, dann die rechte Ferse nach unten. Die Bewegung kommt aus Ihrem Becken, die Knie bleiben gestreckt.
Atmen Sie ruhig weiter.

Erst gebeugt ...
Übung 2

1. Ziehen Sie das rechte Knie gebeugt zu Brust hoch, und legen Sie das Bein dann wieder neben dem anderen ab.
2. Führen Sie das Gleiche mit dem linken Bein durch.
Üben Sie so rechts-links im Wechsel.

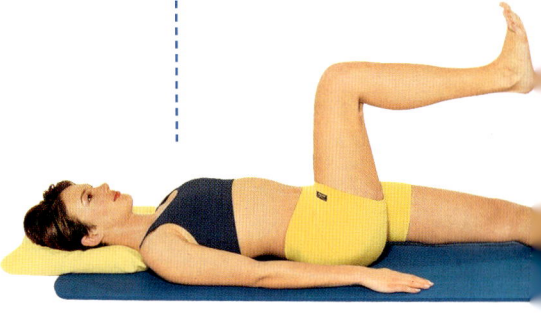

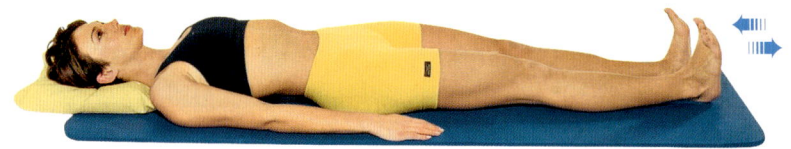

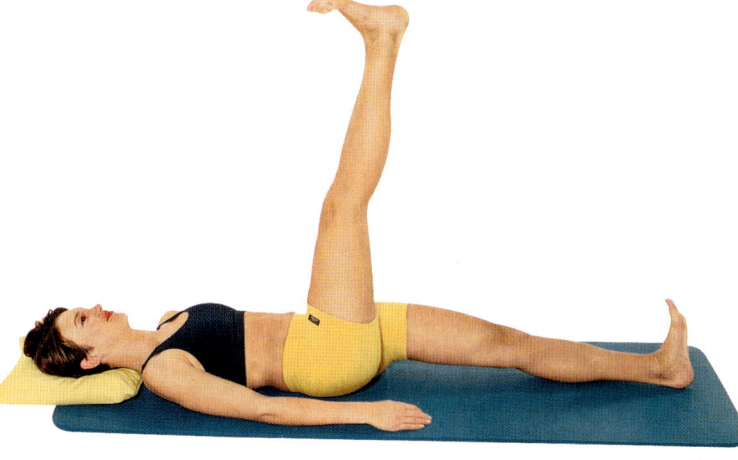

Übung 3

1. Legen Sie Ihre Arme ausgebreitet auf Schulterhöhe ab. Die Handflächen weisen nach unten.

2. Ziehen Sie nun das rechte gebeugte Knie zur Brust hoch, und legen Sie es links neben Ihrem Körper ab.

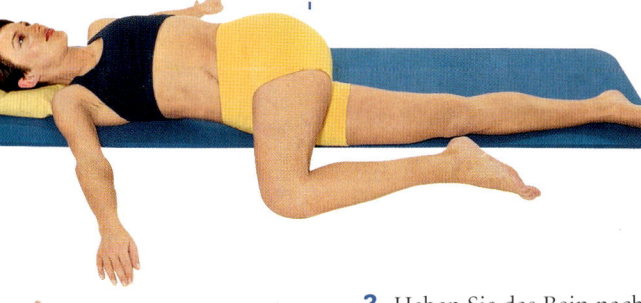

3. Heben Sie das Bein nach 2–3 Sekunden wieder an, und legen Sie es anschließend neben dem anderen Bein ab.

4. Wechseln Sie nun die Seite. Legen Sie das linke Bein auf der rechten Seite ab. Führen Sie die Übung konzentriert durch. Achten Sie auf Ihre Atmung. Sie spüren ein angenehmes Dehngefühl im Rücken.

... dann gestreckt:
Übung 4

1. Legen Sie Ihre Arme wieder neben den Körper.

2. Heben Sie nun das gestreckte Bein vom Boden. Versuchen Sie, das Bein so hoch wie möglich zu heben und dabei gestreckt zu halten. Vorsicht: Holen Sie nicht zu viel Schwung, und achten Sie darauf, dass das Gesäß am Boden bleibt. Überstrecken Sie Ihren Nacken nicht.

3. Üben Sie abwechselnd mit dem rechten und dem linken Bein.

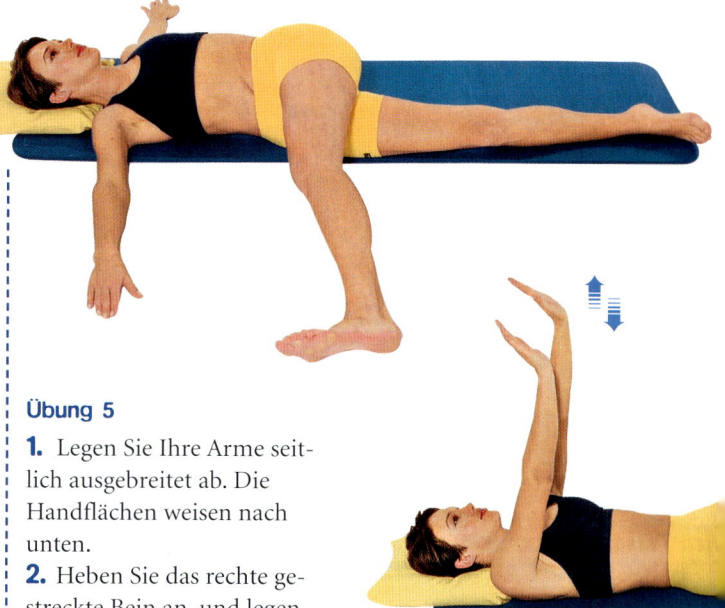

info:

ATMEN KANN DOCH JEDER ...

Das stimmt nur bedingt. Selbstverständlich atmen wir, denn Atmen ist schließlich lebensnotwendig und läuft ganz automatisch ab. Allerdings geschieht es manchmal vor lauter Stress oder Anstrengung, dass wir das Atmen regelrecht vergessen. Gerade beim Sport kann es passieren, dass Sie plötzlich stark außer Atem sind. Und das liegt dann oft einfach daran, dass Sie während des Übens den Atem angehalten haben.

Wie atmen Sie nun richtig beim Sport? Das hängt von der Übung ab:
➤ Beim Aufwärmen oder generell bei Ausdauersportarten regelt sich die Atmung automatisch.
➤ Bei leichten Gymnastikübungen sollten Sie einfach ruhig und gleichmäßig atmen.
➤ Achten Sie darauf, dass Sie bei Anstrengung, zum Beispiel wenn Sie die Beine anheben, immer ausatmen.

Übung 5

1. Legen Sie Ihre Arme seitlich ausgebreitet ab. Die Handflächen weisen nach unten.
2. Heben Sie das rechte gestreckte Bein an, und legen Sie es auf der linken Seite ab.
3. Nach 2–3 Sekunden heben Sie das gestreckte Bein wieder an und legen es neben dem anderen ab.
4. Führen Sie nun das Gleiche mit dem linken Bein durch, und legen Sie es auf der rechten Seite ab.

Die oberen Etagen

Mit den folgenden zwei Übungen bringen Sie spielend Ihre Brust- und Halswirbelsäule in Form. Wichtig dabei: Machen Sie alles langsam und konzentriert. Die oberen Etagen Ihrer Wirbelsäule sind filigran und empfindlich. Behandeln Sie sie deshalb liebevoll und schonend. Das heißt, führen Sie die Bewegungen nicht zu schwungvoll durch. Hektik passt nicht in Ihre Gymnastik!

Übung 6

1. Legen Sie sich auf den Rücken, mit einem flachen Kissen unter dem Kopf.

2. Stellen Sie Ihre Beine an, sodass Ihr Lendenbereich flach am Boden liegt.

3. Heben Sie nun die gestreckten Arme zur Decke hoch.

4. Schieben Sie Ihre Arme im Wechsel nach oben Richtung Decke. Spüren Sie dabei die Bewegung zwischen Ihren Schulterblättern.

Übung 7

1. Legen Sie die Arme auf Schulterhöhe ausgebreitet ab, Handflächen nach unten.

2. Führen Sie nun den rechten Arm über Ihren Körper zum linken Arm. Die Bewegung endet, sobald Ihre Hände aufeinander liegen.

Die rechte Schulter hebt leicht vom Boden ab. Sie können den Kopf mitdrehen oder ihn in die Gegenrichtung drehen.

3. Legen Sie Ihren rechten Arm wieder zurück, und drehen Sie Ihren Kopf, bis Sie nach oben schauen.

4. Nun wiederholen Sie das Ganze mit dem linken Arm.

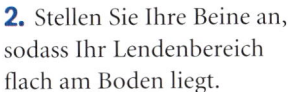

tipp:

BEI HEXENSCHUSS ...

... ist die Rückenlage mit aufgestellten Beinen eine Wohltat. Noch besser allerdings:

➤ Legen Sie sich auf den Boden auf eine warme Unterlage, mit einem Kissen unter dem Kopf, und legen Sie Ihre Unterschenkel auf einen Stuhl oder Sessel. Bleiben Sie so eine Stunde lang liegen.

Anschließend müssen Sie sich unbedingt bewegen. Die »Stufenlagerung« dient nur zur vorübergehenden Schmerzlinderung!

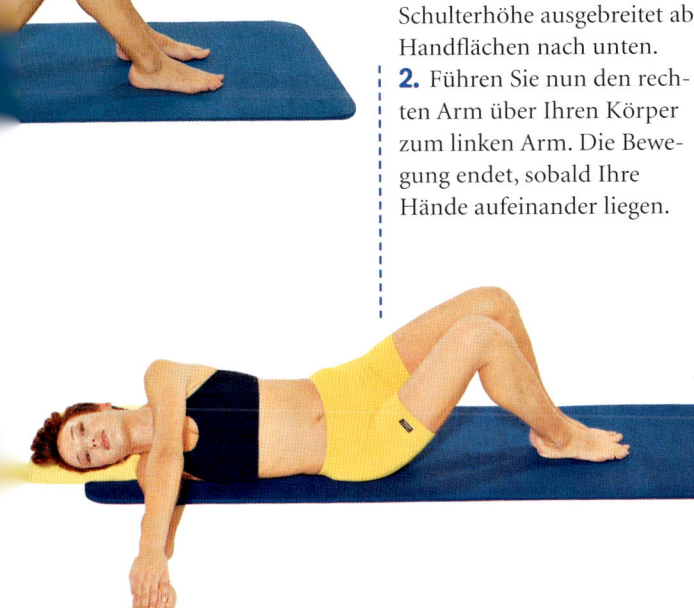

Stretching
for the back

Dehnübungen sind sehr wichtig für Ihren Rücken, denn verkürzte Muskeln verhindern eine aufrechte Haltung. Ist der Rücken gerundet, lastet mehr Druck auf Ihren Bandscheiben. Schon bei Kindern werden häufig Muskelverkürzungen festgestellt! Dies führt langfristig zu Rückenproblemen und Unbeweglichkeit. Sorgen Sie deshalb immer dafür, dass Ihre Muskeln ausreichend gedehnt sind.

Übung 1

1. Stellen Sie sich aufrecht hin. Lassen Sie die Arme locker hängen, oder stemmen Sie sie in die Hüfte.
2. Stellen Sie nun das rechte Bein einen Schritt nach hinten. Achten Sie darauf, dass die rechte Ferse fest am Boden bleibt. Das linke Knie ist leicht gebeugt.

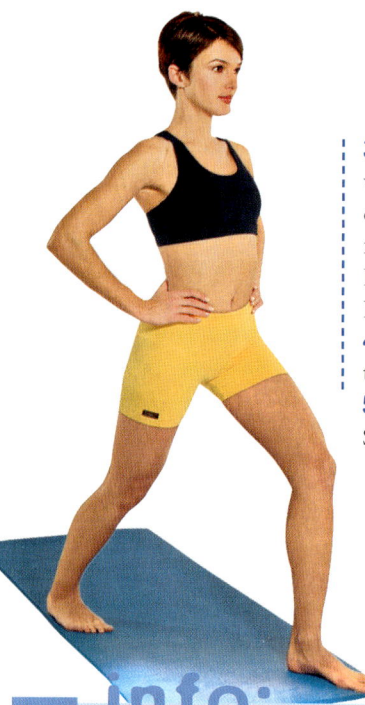

3. Schieben Sie Ihr Becken so weit nach vorn, bis Sie ein deutliches Dehngefühl in der rechten Wade spüren. Halten Sie dabei Ihr rechtes Knie gestreckt.
4. Halten Sie die Dehnposition 60 Sekunden lang.
5. Wechseln Sie danach die Seite.

Info:

HIGH HEELS ODER TURNSCHUHE?

Viele Frauen, die hohe Absätze tragen, haben stark verkürzte Wadenmuskeln. Dadurch sind viele natürliche Bewegungsabläufe gestört, und das führt zu Verkrampfungen – gerade im Rücken. Abgesehen davon, dass hohe Pumps den Vorfuß einengen und die Durchblutung behindern.

➤ Welche Schuhe sind nun richtig? Ganz einfach: Wechseln Sie sie möglichst häufig. Tragen Sie nur dann hohe Absätze, wenn Sie nicht viel stehen oder gehen müssen. Falls Pumps zu Ihrem Outfit im Job gehören, dann ziehen Sie sie tagsüber immer mal wieder aus, um die Durchblutung zu verbessern. Müssen Sie länger stehen oder gehen, empfiehlt es sich, flache und bequeme Schuhe zu tragen. Beim Sport sind gute Turnschuhe klare Favoriten.

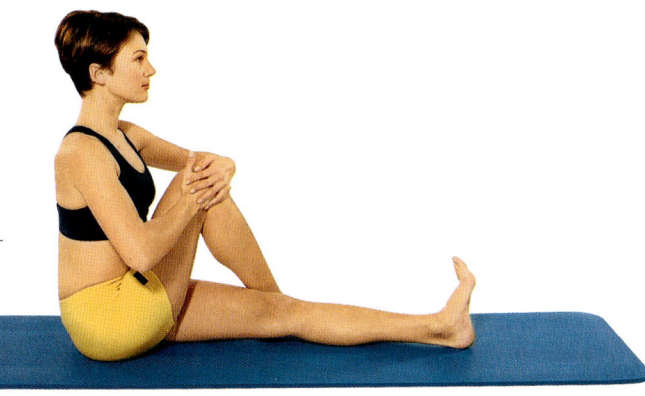

Ein knackiger Po ...

... sieht nicht nur gut aus. Die Gesäßmuskeln sind wichtig für Ihre Haltung. Außerdem sind sie an jeder Bewegung des Hüftgelenks beteiligt.

Übung 2

1. Setzen Sie sich aufrecht hin, die Beine ausgestreckt. Achten Sie während der ganzen Übung auf einen geraden Rücken.
2. Stellen Sie das rechte Bein über das linke. Das linke Bein bleibt langgestreckt am Boden liegen.
3. Umfassen Sie nun mit beiden Händen das rechte Knie, und ziehen Sie es Richtung linke Schulter an Ihren Körper heran. Sie spüren ein Dehngefühl im rechten Gesäßmuskel.
4. Halten Sie die Position 30–60 Sekunden lang. Wechseln Sie dann die Seite.

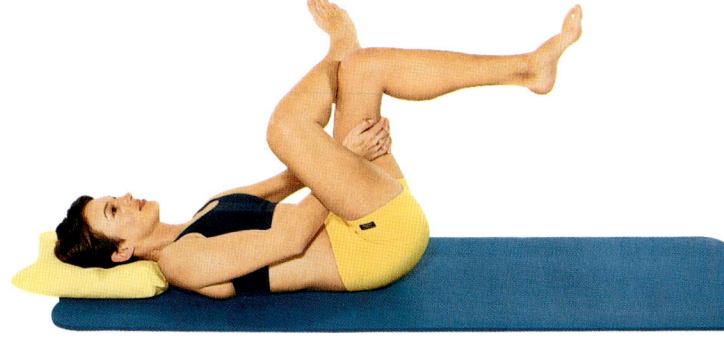

Übung 3

1. Legen Sie sich auf den Rücken, und stellen Sie die Beine gebeugt an.
2. Heben Sie das linke Bein.
3. Nun führen Sie das rechte Bein vor das linke und lehnen den Knöchel an den linken Oberschenkel.

4. Umfassen Sie das linke Bein mit beiden Händen, und ziehen Sie es kräftig an den Körper heran.
Sie spüren eine deutliche Dehnung im rechten Gesäßmuskel.
Nach 30–60 Sekunden Seitenwechsel.

tipp:

WENN SIE DAS DEHNGEFÜHL NICHT SPÜREN ...

... ist das kein Grund zur Panik. Es gibt mehrere Ursachen:

➤ Überprüfen Sie die Ausgangsposition. Die richtige Haltung ist entscheidend, um die Muskulatur optimal dehnen zu können.
➤ Nicht alle Muskelgruppen sind gleichermaßen verkürzt, das heißt, Sie werden bei einigen Übungen gar kein übermäßiges Dehngefühl empfinden.
➤ Wichtig: Entdecken Sie ein neues Körpergefühl. Spüren Sie in Ihren Körper hinein. Wenn Sie zum Beispiel die Vorderseite Ihrer Oberschenkel dehnen, dann richten Sie während der Dehnung Ihre Aufmerksamkeit auf diese Muskelgruppe.
Sind Sie nicht achtsam bei der Sache, mindert das Ihren Trainingserfolg erheblich und kann zu Muskelverletzungen führen. Deshalb: Lassen Sie sich während Ihres Trainings nicht ablenken.

MITDENKEN!

Machen Sie mit bei einer einfachen Konzentrationsübung:

1. Setzen Sie sich aufrecht hin. Atmen Sie einmal kräftig durch.
2. Strecken Sie ein Bein nach vorn aus, und drücken Sie das Knie für einige Sekunden kräftig durch.
3. Entspannen Sie jetzt, und spüren Sie Ihre Beinmuskeln. Zur Unterstützung streichen Sie mit der Hand über Ihren Oberschenkel.

Das hilft dabei, sich der Muskeln bewusst zu werden. Wiederholen Sie diese Übung mit allen großen Muskelgruppen.

Übung 4

1. Legen Sie sich auf den Rücken. Kopf leicht unterlagern.
2. Heben Sie das rechte Bein gestreckt an, und umfassen Sie es von hinten mit beiden Händen. Beide Füße sind angewinkelt.
3. Versuchen Sie nun, das Bein kräftig durchzustrecken. Sie spüren ein starkes Dehngefühl an der Oberschenkelrückseite.
4. Halten Sie die Stellung 30–60 Sekunden lang. Dann Seitenwechsel.

Die Hamstrings

Für die Muskeln an der Rückseite Ihrer Oberschenkel sollten Sie sich Zeit nehmen. Bereits Kinder haben enorme Verkürzungen dieser Muskelgruppe! Achtung, Gefahrenquelle: Verkürzungen dieser Muskeln führen zu hohem Druck in den Bandscheiben!

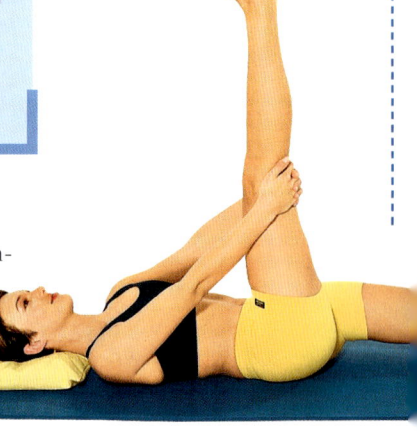

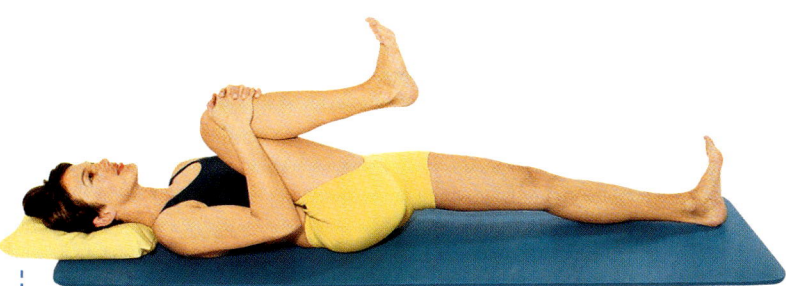

Wenn Sie das Bein nicht ganz durchdrücken können, wiederholen Sie zum Ausgleich jede Seite mehrmals.

Übung 5

1. Ziehen Sie das rechte Bein gebeugt zur Brust hoch.
2. Umfassen Sie das Knie, und ziehen Sie es kräftig auf die Brust. Halten Sie das linke Bein gestreckt am Boden. Sie dehnen dabei gleichzeitig Ihre Hüftbeuger.
4. 60 Sekunden halten. Dann Seitenwechsel.

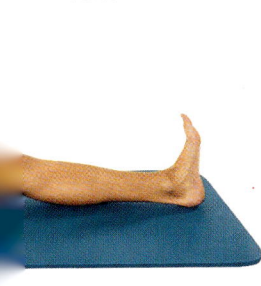

Der Quadrizeps ...

... ist ein starkes Quartett aus vier Muskeln an der Vorderseite Ihrer Oberschenkel. Sie beugen die Hüfte und strecken das Knie.

Übung 6

1. Stellen Sie sich aufrecht hin. Winkeln Sie das rechte Bein an, und umfassen Sie das Fußgelenk oder den Fuß mit der Hand.
2. Ziehen Sie die Ferse zum Gesäß, und drücken Sie Ihr angewinkeltes Knie nach untenhinten. Sie spüren eine Dehnung im vorderen Oberschenkel.
4. Halten Sie die Stellung 30–60 Sekunden lang. Dann Seitenwechsel.

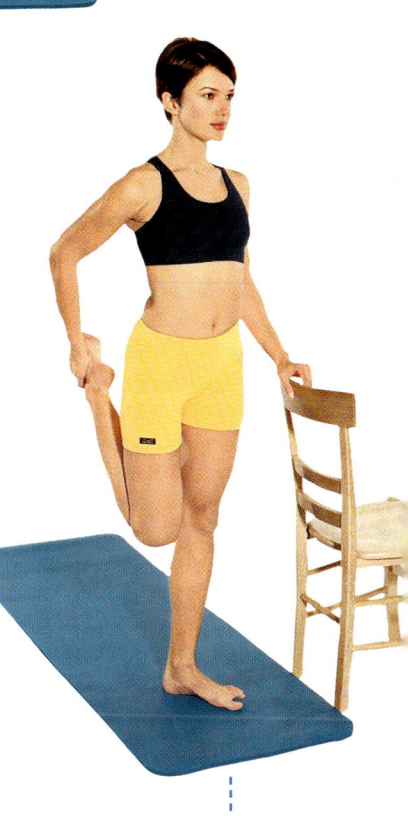

Dehnung versus Buckel

Rundrücken und nach vorn hängende Schultern verursachen auf Dauer Rückenprobleme.

Vor allem bei sitzenden Tätigkeiten neigt man dazu, krumm zu werden, die Schultern hochzuziehen und den Nacken anzuspannen.

Bei Frauen kann auch eine große Oberweite zu Rücken-

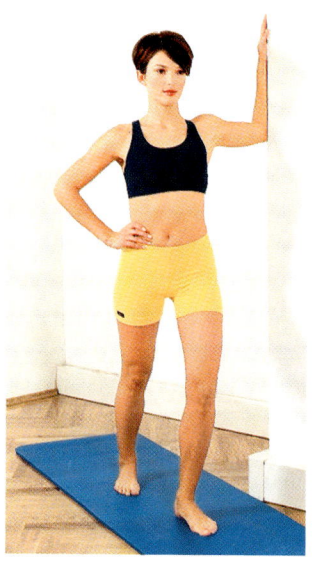

beschwerden führen. Die Last vor dem Körper wird über den Rücken stabilisiert. Dadurch verkrampfen die Schulter-Nacken-Muskeln, und die Brustmuskeln verkürzen sich.

Sie sollten diese Muskelgruppen immer sorgfältig dehnen.

Übung 7

1. Stellen Sie sich in einen Türrahmen.

2. Heben Sie den rechten Arm angewinkelt auf Schulterhöhe, und stützen Sie Hand und Unterarm am Türrahmen ab.

3. Machen Sie mit dem rechten Bein einen Schritt nach vorn.

4. Schieben Sie die rechte Schulter vor, bis Sie eine deutliche Dehnung in der rechten Brustmuskulatur spüren.

5. Halten Sie die Position 60 Sekunden lang, und wechseln Sie dann die Seite.

tipp:

KOPFSCHMERZEN?

➤ Enge Kragen behindern die Atmung und die Durchblutung. Dies führt auch zu Konzentrationsverlust.

➤ Tragen Sie keinen schweren Schmuck oder Halsreif. Sie behindern die Beweglichkeit und führen zu Verspannungen.

➤ Bei großer Oberweite sollten Sie keine BHs mit dünnen Trägern tragen. Sie schneiden zu stark in die Nackenmuskeln und können Kopfschmerzen auslösen.

Dehnung der Hals-Nacken-Muskulatur

Sie bewegt und stützt Ihren Kopf und umschließt und schützt zugleich Arterien und Nerven. Bei Verkrampfungen kann sie die Durchblutung behindern, was zu Kopfschmerzen oder Schwindel führt. Druck auf die Nerven kann Einschlafen der Hände und Kribbeln in den Fingern verursachen.

Übung 8

1. Stellen oder setzen Sie sich aufrecht hin (Neutralstellung, siehe Foto rechts oben).

2. Neigen Sie Ihren Kopf leicht nach vorn. Ziehen Sie das Kinn leicht zur Brust, als wollten Sie ein Doppelkinn machen.

3. Ziehen Sie das Kinn nun kräftig, aber gefühlvoll weiter heran.

4. Halten Sie die Spannung für etwa 10 Sekunden, und entspannen Sie wieder.
Sie spüren dabei eine Anspannung an der Halsvorderseite. Gleichzeitig dehnen Sie die tiefen Nackenmuskeln.

Wiederholen Sie die Übung 2- bis 3-mal.

Übung 9

1. Nehmen Sie die Neutralstellung wie in Übung 8, Punkt 1, ein.

2. Neigen Sie Ihren Kopf leicht nach vorn.

3. Ziehen Sie Ihren Kopf nach links. Drücken Sie gleichzeitig die rechte Schulter nach unten.

Sie spüren an der Hinterseite Ihres Nackens eine leichte Dehnung.
Halten Sie die Dehnung für 30 Sekunden, und wechseln Sie dann die Seite.

4. Neigen Sie Ihren Kopf jetzt leicht nach hinten.

5. Dehnen Sie die Vorderseite Ihres Halses, indem Sie den Kopf wieder nach links ziehen und dabei die rechte Schulter nach unten drücken.

6. Verbleiben Sie für 30 Sekunden in dieser Position, und wechseln Sie dann die Seite.

Übung 10

1. Starten Sie aus der Neutralstellung.

2. Ziehen Sie den Kopf, ohne ihn zu neigen oder zu überstrecken, nach links. Die rechte Schulter ist wieder nach unten gedrückt.
Diesmal spüren Sie die Dehnung an der Seite Ihres Halses.

3. 30 Sekunden halten, dann Seitenwechsel.

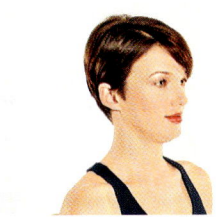

Neutralstellung 7.1

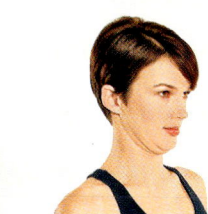

Übung 7.3

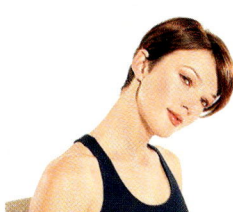

Übung 8.3

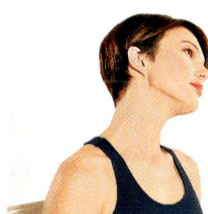

Übung 8.5

Einfach stark! Muskel-power

für den Rücken

*Starke Muskeln sind das
A und O für einen gesun-
den Rücken. Bodybuilding
ist nicht nötig, denn Sie
brauchen keine übermäßi-
gen Muskeln, nur regel-
mäßiges Training.
Wenige Minuten am Tag
genügen schon. Nicht
die schweren Gewichte,
sondern die richtigen
Übungen bringen Sie
sicher ans Ziel.*

Training ja, aber richtig!

Sie haben über 600 Muskeln, die alle nach demselben Prinzip funktionieren. Aminosäuren und Proteine sind die Bausteine. Zwei Eiweißketten, Aktin und Myosin, schieben sich ineinander und auseinander – das ist die Muskelkontraktion. Den Befehl dazu geben die Nerven, die Energie liefert das Blut.

Man unterscheidet die quer gestreifte Muskulatur am Bewegungsapparat und die glatte Muskulatur der Organe.

Kraft und Muskeln

Die quer gestreifte Muskulatur können Sie trainieren. Sie brauchen jedoch keine dicken Muckis, um genügend Kraft zu haben. Dafür müssen Sie wissen, das es zwei Formen der quer gestreiften Muskulatur gibt: die weiße für die schnellen Bewegungen und die rote für die Haltearbeit.

Rote und weiße Muskeln

● Die roten Haltemuskeln sind für die aufrechte Haltung und die Statik verantwortlich. Sie überzeugen durch Ausdauer, nicht durch Masse. Um die Wirbelsäule abzustützen, brauchen Sie die schlanken roten Muskeln.

● Die Sprinter- oder weiße Muskulatur ist beim 100-Meter-Lauf oder Weitsprung von großer Bedeutung. Für einen gesunden Rücken reicht es, wenn sie kräftig genug ist, um tägliche Lasten wie einen Wasserkasten anzuheben. Dazu müssen Sie die Muskeln mäßig, aber regelmäßig trainieren.

Übung ist wichtig!

Ihre Muskeln bauen nach einem Training 1 bis 2 Tage lang auf. Sie halten jedoch den Trainingserfolg nur dann, wenn nach weiteren 2 bis 3 Tagen die nächste Übungseinheit folgt. Sonst baut Ihr Körper spätestens am siebten Tag wieder ab. Nutzen Sie also das bequeme

tipp:

TRAINING IM ALLTAG

Nutzen Sie das tägliche Leben – das ist ganz einfach!
➤ Ein Kilometer lässt sich spielend mit dem Rad oder zu Fuß bewältigen.
➤ Es gibt außer dem Fahrstuhl immer eine Treppe. Auch die Rolltreppe können Sie hinaufgehen.
➤ Stapeln Sie nicht alle Akten auf dem Schreibtisch. Verteilen Sie sie im Raum. So müssen Sie immer wieder aufstehen. Das ist keine Zeitverschwendung, sondern kostenloses Training. Auch die Durchblutung wird gefördert, unter anderem das Gehirn besser versorgt. Viele »Denker« arbeiten im Stehen und Umherlaufen. Außerdem regen Sie den Darm an – er lebt von der Bewegung.

Angebot Ihres Körpers. Er verlangt lediglich 2- bis 3-mal pro Woche ein Training von etwa 30 Minuten. Das ist nicht viel, verglichen mit der Zeit, die Sie vor dem Fernseher oder beim Zeitunglesen verbringen …

Training für den
Bauch

Ihre Wirbelsäule wird vorn durch die Bauchmuskeln und hinten durch die Rückenmuskeln stabilisiert. Damit das Training ausgewogen ist, sollten Sie immer Übungen für beide Muskelgruppen machen.
Wir fangen mit den Bauchmuskeln an.

Statisches Training für mehr Kraft

Übung 1

1. Legen Sie sich auf den Rücken.
2. Stellen Sie die Beine an, sodass die Knie und die Hüften angebeugt sind.

3. Heben Sie die Fußspitzen, und drücken Sie die Fersen in die Unterlage.
4. Heben Sie nun die Schultern an, und stemmen Sie die Arme nach vorn, als würden Sie gegen einen Widerstand drücken.
5. Richten Sie Ihren Blick schräg nach oben zur Decke. Ziehen Sie das Kinn leicht zur Brust. (Ausgangsstellung) Halten Sie die Spannung etwa 8–10 Sekunden lang. Atmen Sie dabei ruhig weiter. Sie spüren eine Anspannung in der Bauch- und gegebenenfalls in der Halsmuskulatur.
6. Legen Sie sich wieder hin, und machen Sie 30 Sekunden lang Pause.
Danach wiederholen Sie das Ganze 2- bis 3-mal.

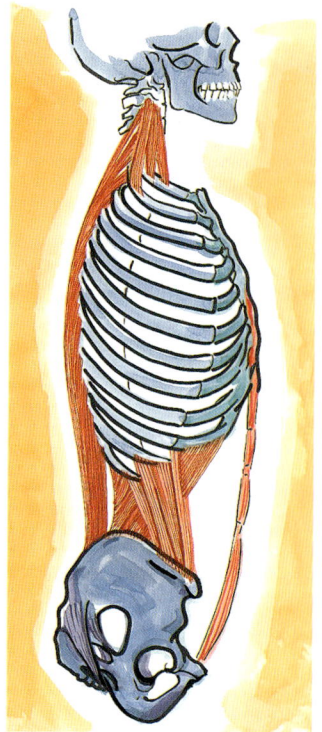

Rückenmuskeln und Bauchmuskeln stützen gemeinsam Ihre Wirbelsäule. Sind die Bauchmuskeln zu schwach, kommt es zum »Hohlkreuz«.

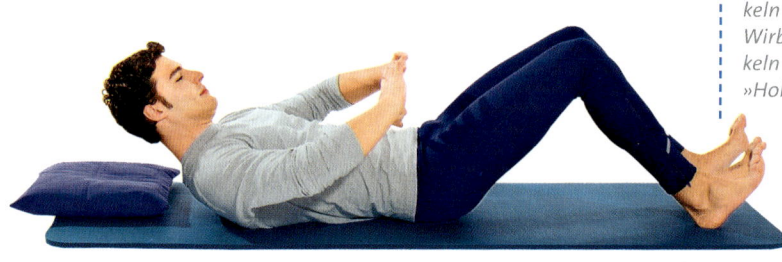

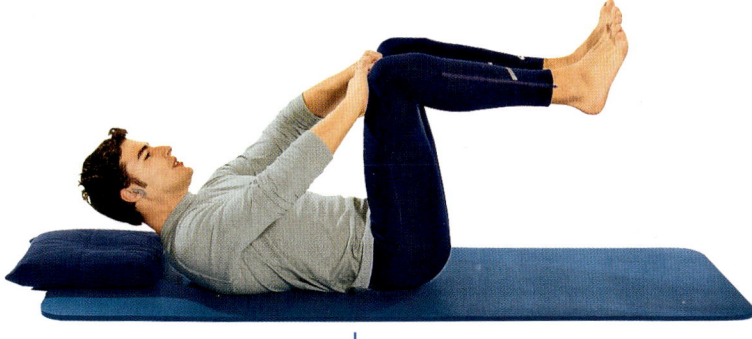

Übung 2

1. Legen Sie sich auf den Rücken. Die Beine sind angebeugt, die Fußspitzen hochgezogen, und die Fersen drücken in die Unterlage.

2. Heben Sie Kopf und Schultern an. Die Arme stemmen nach vorn.

3. Ziehen Sie jetzt das rechte Bein angewinkelt Richtung Brust hoch.

4. Drücken Sie mit der linken Hand von vorn gegen das Knie.

5. Halten Sie die Spannung 8–10 Sekunden lang, und legen Sie sich dann wieder hin.

6. Wechseln Sie die Seite: Drücken Sie mit der rechten Hand gegen das linke Knie.

Übung 3

1. Nehmen Sie wieder die Ausgangsstellung ein.

2. Heben Sie nun nacheinander beide Knie Richtung Brust hoch, und drucken Sie mit beiden Händen zugleich gegen beide Knie.

3. Halten Sie die Stellung 8–10 Sekunden. Wiederholen Sie die Übung 2- bis 3-mal.

tipp:

ATMUNG UND BLUTDRUCK

Achten Sie unbedingt auf Ihre Atmung. Bei allen Kraftübungen ist es wichtig, ruhig und tief weiterzuatmen. Wenn Sie den Atem anhalten, steigt Ihr Blutdruck!
Falls Sie einen hohen Blutdruck haben, wählen Sie die dynamischen Übungen auf Seite 26.

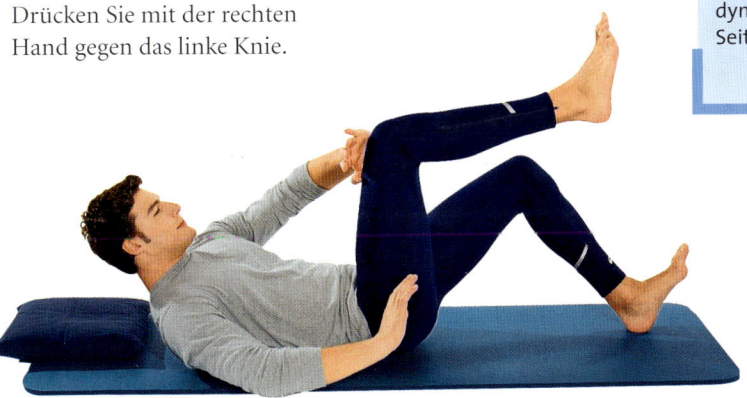

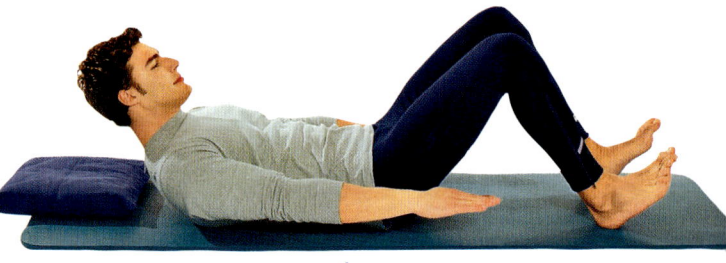

Das dynamische Bauchmuskeltraining

… schließt sich an das statische an. Der Unterschied zwischen beiden Trainingsformen: Durch die Halteübungen gewinnen Sie schnell an Kraft – schon in wenigen Tagen. Mit den folgenden Übungen, bei denen Sie ständig in Bewegung sind, bauen Sie zusätzlich Muskeln auf und trainieren die Muskulatur für den täglichen Einsatz.

Übung 1

1. Legen Sie sich auf den Rücken, und stellen Sie die Fersen mit angebeugten Knien auf.
2. Heben Sie Ihre Schultern, den Kopf und die gestreckten Arme vom Boden ab.
3. Richten Sie Ihren Blick schräg nach oben.

Atmen Sie aus, wenn Sie Ihren Körper anheben, und ein beim Ablegen.

Stark genug?

Sie sollten bei dieser Übung in der Lage sein, den oberen Rücken einschließlich der Schulterblätter vom Boden abzuheben. Falls Sie das nicht schaffen, machen Sie zunächst nur die Übungen auf den Seiten 24–25.

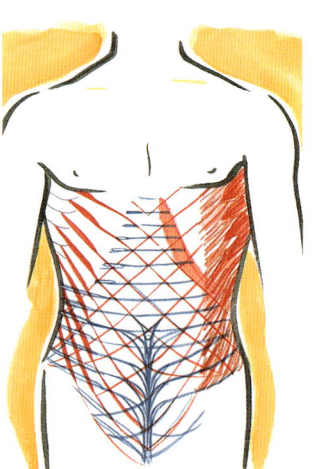

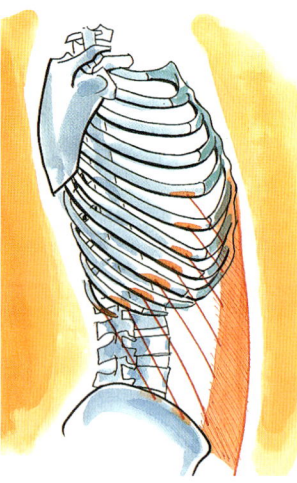

Die schräg und gerade verlaufenden Bauchmuskeln geben Rücken und Bauchwand große Stabilität – wenn sie stark genug sind.

tipp:

LANGER NACKEN!

Bei vielen Übungen, speziell beim Bauchmuskeltraining, ist es wichtig, den Kopf richtig zu halten: Sie sollten ihn weder nach hinten kippen noch das Kinn vorschieben.

➤ Ziehen Sie das Kinn immer leicht zur Brust, damit der Nacken lang bleibt.

Übung 2

1. Ausgangsstellung wie in Übung 1. Legen Sie die Arme über Kreuz auf die Brust.
2. Heben Sie den Oberkörper an, und atmen Sie dabei aus.

3. Legen Sie sich wieder hin, und atmen Sie ein.
Führen Sie die Übung dynamisch durch, machen Sie also keine Pause zwischen dem Anheben und Ablegen.

tipp:

DIE ALTERNATIVEN

Falls Sie mal keine Lust auf Gymnastik haben …

➤ Mountain-Biking ist sehr erlebnisreich und trainiert Koordination und Kraftausdauer. Achten Sie auf Ihre Kopfhaltung (Seite 26). Lassen Sie sich Lenker und Sattel optimal einstellen. Und tragen Sie einen Helm!

➤ Inline-Skating oder Jogging trainieren hauptsächlich die Ausdauer. Durch die diagonale Bewegung der Arme und Beine werden die tiefen Rückenmuskeln trainiert, die Ihre Wirbelsäule stützen. Wichtig: Tragen Sie beim Inline-Skaten immer Helm und Gelenkschützer!

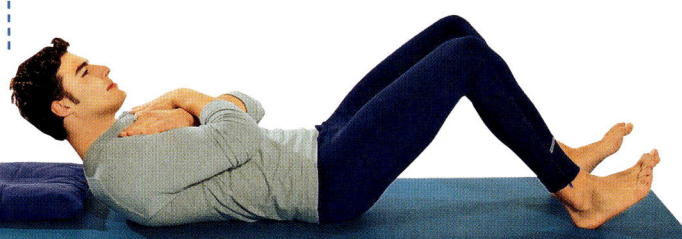

Für »Profis«: Übung 3

1. Ausgangsstellung und Ablauf wie zuvor, nur strecken Sie diesmal die Arme über den Kopf. Arme und Oberkörper bilden eine Linie! Wiederholen Sie das Anheben und Ablegen nur 8- bis 10-mal pro Durchgang.

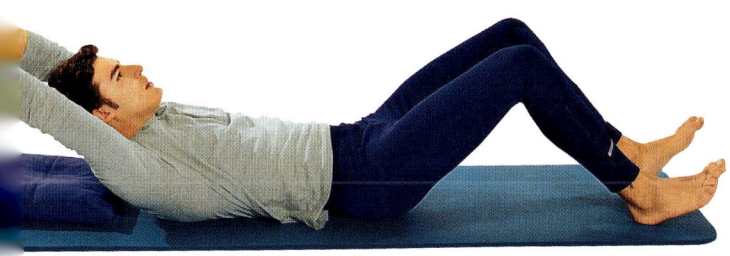

Der Traum vom Waschbrettbauch

… kann in Erfüllung gehen – wenn Sie Ihre Bauchmuskeln intensiv trainieren und Ausdauersport treiben, mit dem Sie überschüssige Pfunde loswerden. Die richtige Ernährung plus Ausdauer und Kraft bringen Gesundheit und einen schlanken Bauch.

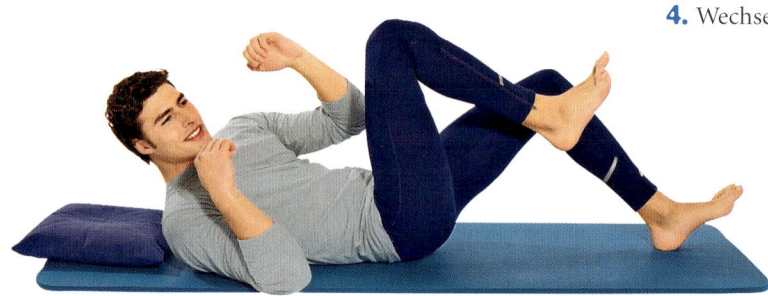

Übung 4

1. Legen Sie sich auf den Rücken, den Kopf auf einem flachen Kissen. Stellen Sie Ihre Beine angebeugt auf.
2. Halten Sie die Arme seitlich angewinkelt.
3. Heben Sie jetzt Ihren Kopf und Ihre Schultern vom Boden ab, bis sich der linke Ellenbogen und das rechte Knie berühren. Ziehen Sie Ihr Kinn leicht zur Brust.
4. Zurück in der Ausgangsposition, wechseln Sie die Seite, sodass nun der rechte Ellenbogen das linke Knie berührt.
Wechseln Sie bei jeder Wiederholung die Seite.

Übung 5

1. Nehmen Sie dieselbe Grundstellung ein.
2. Heben Sie Kopf und Schultern an. Strecken Sie gleichzeitig den linken Arm und das rechte Bein nach oben.
3. Berühren Sie kurz mit der linken Hand die rechte Fußspitze.
4. Wechseln Sie die Seite.

Die unteren Bauchmuskeln

… gibt es als solche eigentlich nicht. Man teilt lediglich den geraden Bauchmuskel in obere und untere Segmente. Die oberen Segmente werden hauptsächlich belastet, wenn der Oberkörper Richtung Unterkörper bewegt wird. Bei den unteren Segmenten verhält es sich umgekehrt.

Übung 6

1. Legen Sie sich auf den Rücken, den Kopf auf einem flachen Kissen. Die Arme liegen neben dem Körper, die Handflächen weisen nach unten.

2. Ziehen Sie Ihre Knie eines nach dem anderen gebeugt Richtung Brust hoch, und überkreuzen Sie die Unterschenkel.

3. Heben Sie die gebeugten Beine gleichzeitig schräg nach oben, sodass der untere Rücken und das Gesäß vom Boden abheben. Atmen Sie beim Anheben kräftig aus und beim Ablegen ein.

Übung 7

1. Üben Sie aus der gleichen Ausgangsposition.

2. Halten Sie die Beine nicht über Kreuz und fast gestreckt.

3. Drücken Sie beim Anheben mit den Händen in die Unterlage.

Übungen für den
Rücken

Klassiker der Rückenschule

Es gibt tiefe und oberflächliche Rückenmuskeln. Die tief liegenden Muskeln spielen die wichtigere Rolle, denn sie fixieren die Wirbelsäule und sorgen für Haltung. Klassische Ausgangsstellung für das Rückenmuskeltraining ist die Bauchlage. Gerade bei Schmerzen können Sie in dieser schonenden Haltung relativ beschwerdefrei trainieren.

Ausgangsposition

1. Legen Sie sich auf den Bauch. Wenn Sie ein starkes Hohlkreuz haben, legen Sie ein Kissen unter den Bauch. Die Arme liegen neben dem Körper, Handflächen nach oben.

2. Stellen Sie Ihre Fußspitzen auf, und drücken Sie mit den Zehen in die Unterlage.
3. Heben Sie Kopf und Schultern an. Achten Sie darauf, dass die Nasenspitze senkrecht nach unten zeigt.

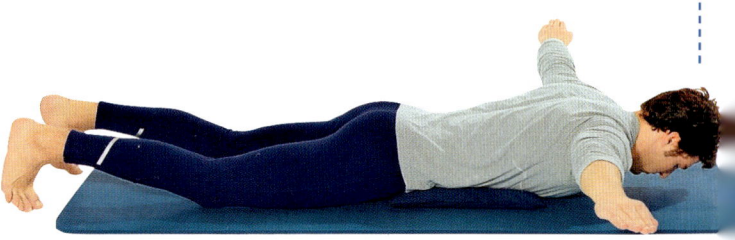

Übung 1

1. Heben Sie die Arme an und paddeln Sie abwechselnd nach oben. Atmen Sie ruhig durch.
2. Üben Sie 30–60 Sekunden lang. Legen Sie sich danach wieder entspannt hin.

Übung 2

1. Ausgangsposition. Breiten Sie die Arme zur Seite aus, die Handflächen nach unten.
2. Schwingen Sie die Arme auf und ab, wie ein Vogel, 60 Sekunden lang.

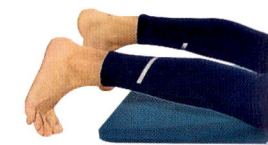

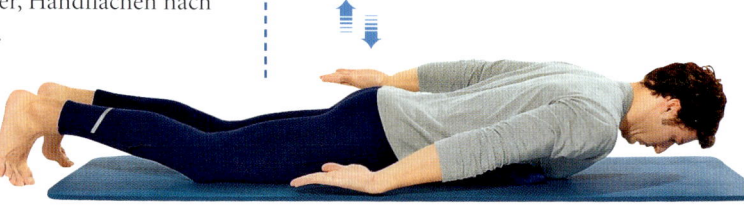

Übung 3

1. Starten Sie wieder in der Ausgangsposition. Halten Sie die Arme leicht angewinkelt auf Schulterhöhe.

2. Strecken Sie abwechselnd einen Arm nach vorn, und atmen Sie dabei aus. Übungszeit: 30-60 Sekunden.

Übung 4

1. In der Ausgangsstellung nehmen Sie beide Arme gestreckt über den Kopf, die Handflächen aneinander gelegt.

2. Pressen Sie die Hände etwa 10 Sekunden lang kräftig gegeneinander.

3. Lösen Sie die Spannung für einen Moment, und drücken Sie anschließend wieder kräftig zu. Üben Sie 30–60 Sekunden lang.

tipp:

DEN KOPF ABSTÜTZEN

➤ Bei den Übungen ist es sehr wichtig, dass Sie den Kopf richtig halten, also das Kinn nicht vorstrecken, sondern zur Brust ziehen.

➤ Während der Pausen sollten Sie den Kopf nicht auf die Seite legen. Nehmen Sie die Hände unter die Stirn, und legen Sie den Kopf gerade ab.

➤ Achten Sie auch während des Tages darauf, Ihren Kopf korrekt abzustützen: nicht seitlich, sondern von vorn unter dem Kinn. Das schont Ihre Halswirbelsäule.

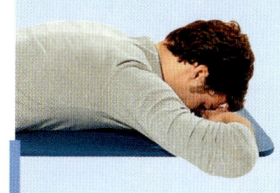

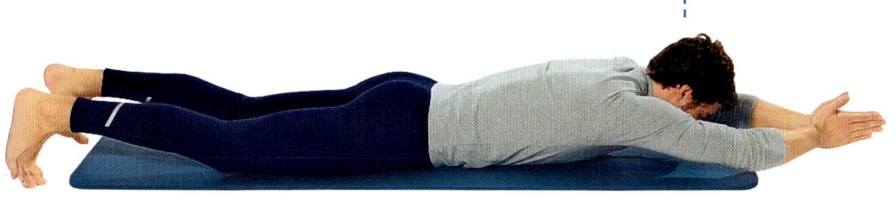

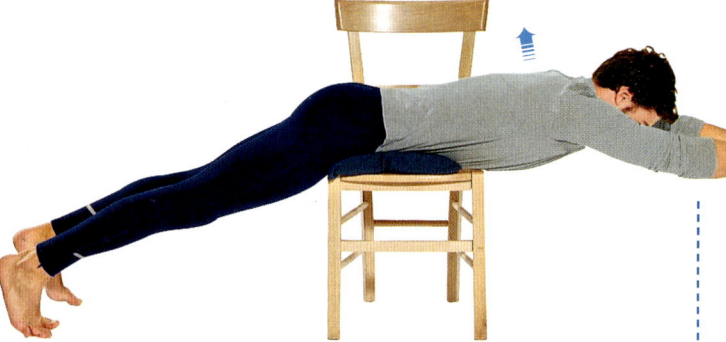

Workout für den Rückenstrecker

Der Rückenstrecker gehört zu den tiefen Muskeln am Rücken. Er zieht vom Becken aufwärts bis zum Kopf, mit einem inneren Strang direkt neben der Wirbelsäule und einem äußeren Strang etwa eine Handbreit neben ihr. Dieser große Muskel stützt und bewegt die Wirbelsäule. Besonders bei vornüber gebeugter Haltung ist er aktiv.

Übung 5

1. Legen Sie sich bäuchlings auf einen Stuhl.
2. Stellen Sie Ihre Beine gestreckt am Boden ab (Ausgangsposition).
Halten Sie während der gesamten Übung mit Ihren Füßen den Bodenkontakt.

3. Kreuzen Sie Ihre Arme vor der Brust.
4. Heben Sie den Oberkörper etwas an, und atmen Sie dabei aus. Beim Absenken atmen Sie ein.
Machen Sie eine kurze Bewegung. Gehen Sie nicht ins Hohlkreuz.
10–15 Wiederholungen pro Durchgang.

Übung 6

1. Nehmen Sie die Ausgangsposition ein.
2. Strecken Sie die Arme über dem Kopf aus. Die Handflächen liegen aneinander.
3. Heben und senken Sie nun den Oberkörper mit dem Aus- und Einatmen.

Und jetzt von unten

Jeder Muskel hat einen Ursprung und einen Ansatz. Deshalb kann man auf zwei verschiedene Arten trainieren. Sie können den Ursprung Richtung Ansatz oder umgekehrt den Ansatz zum Ursprung hin bewegen. Zu kompliziert? Nein, ganz einfach. Bei den gerade gezeigten Übungen haben Sie den

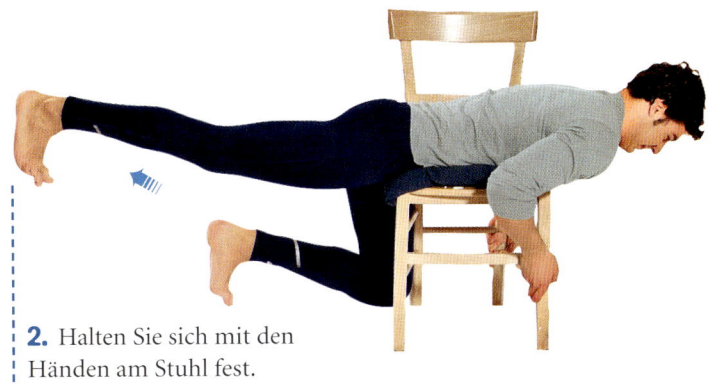

Oberkörper bewegt, und die Beine blieben am Boden – Sie haben also den Ansatz des Rückenstreckers (Kopf) in Richtung Ursprung (Becken) bewegt. Bei den folgenden Übungen bewegen Sie die Beine, und der Oberkörper bleibt liegen – diesmal also Ursprung Richtung Ansatz. Versuchen Sie, den Unterschied zu spüren! Der Erfolg bleibt in jedem Fall derselbe, denn Sie trainieren denselben Muskel.

Übung 7

1. Nehmen Sie wieder die Ausgangsposition ein, stellen Sie die Beine aber diesmal angewinkelt auf.

2. Halten Sie sich mit den Händen am Stuhl fest.
3. Strecken Sie abwechselnd ein Bein nach hinten-oben aus. Atmen Sie dabei aus. 10–15 Wiederholungen pro Durchgang.

Übung 8

1. Strecken Sie nun aus der Startposition beide Beine gleichzeitig nach hinten-oben aus.
2. Versuchen Sie nach einigen Trainingswochen, die Hände zu lösen. Strecken Sie dann gegebenenfalls die Arme nach vorn aus.

Ganzheitlich: die moderne Rücken-schule

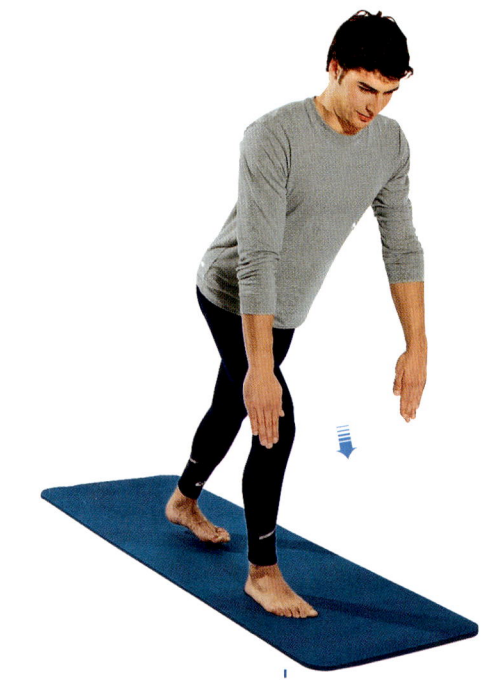

In der modernen Rücken-schule achtet man darauf, dass so viele Muskeln wie möglich trainiert werden. Dabei stehen die Bein-, Po- und Rückenmuskeln im Vordergrund.

Auf einem Bein

Der einbeinige Stand ist dafür die ideale Ausgangsstellung. In dieser Position wird Koordination und Kraft gleichermaßen geübt. Falls Sie sehr schwache Rückenmuskeln haben, führen Sie anfangs nur die Übungen der Seiten 30–33 durch. Damit erreichen Sie in kurzer Zeit eine gute Grundkraft.

Ausgangsstellung

1. Stellen Sie sich auf das rechte Bein.
2. Führen Sie das linke Bein gestreckt nach hinten. Ziehen Sie die Fußspitze nach oben.

Der Fuß berührt den Boden während der Übung nicht.
3. Halten Sie Ihren Oberkörper aufrecht. Die Arme hängen seitlich nach unten.
4. Spannen Sie Ihre Bauch- und Rückenmuskeln an.

Übung 1

1. Beugen Sie einatmend das rechte Bein, sodass Knie und Hüfte leicht angewinkelt werden und Sie etwa 10–15 cm tiefer sinken.

2. Neigen Sie Ihren Oberkörper bei dieser einbeinigen Kniebeuge leicht nach vorn, und strecken Sie die Arme nach unten. Achten Sie auf eine aufrechte Haltung.
3. Drücken Sie sich ausatmend wieder hoch. Nach 10–15 Wiederholungen wechseln Sie das Standbein.

Tipp: Stützen Sie sich gegebenenfalls mit einer Hand an einem Stuhl ab.

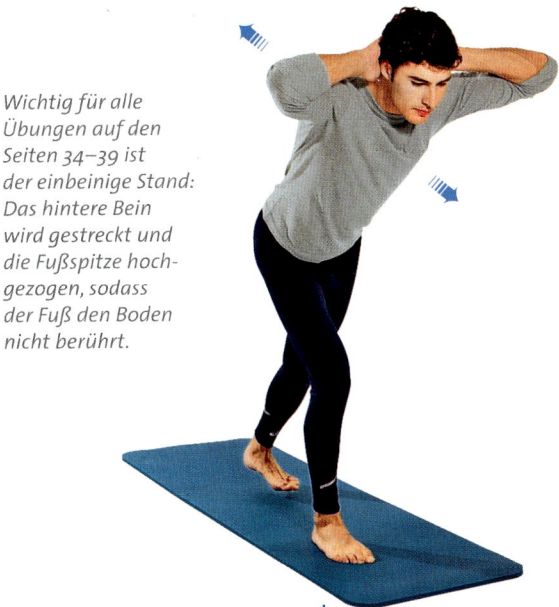

Wichtig für alle Übungen auf den Seiten 34–39 ist der einbeinige Stand: Das hintere Bein wird gestreckt und die Fußspitze hochgezogen, sodass der Fuß den Boden nicht berührt.

Speziell für den unteren Rücken

Mit der folgenden Übung trainieren Sie sehr intensiv den unteren Rücken. Seien Sie ganz konzentriert dabei.

Übung 2

1. Gehen Sie in die Ausgangsstellung. Achten Sie darauf, die Position korrekt einzunehmen (Seite 34). Verschränken Sie beide Arme hinter dem Kopf.

2. Neigen Sie Ihren Oberkörper in aufrechter Haltung ein wenig nach vorn. Atmen Sie dabei ein.

3. Richten Sie sich anschließend wieder auf. Atmen Sie kräftig aus.
Die gesamte Bewegung umfasst nur wenige Zentimeter. Lehnen Sie Ihren Oberkörper nicht zu weit vor.
Wechseln Sie beim nächsten Durchgang das Bein.

info:

BEINTRAINING IST AUCH WAS FÜRS HERZ

Ihr Blut ist nicht einfach von selbst immer in Fluss. Dass es durch die Gefäße im ganzen Körper zirkuliert, hat viel mit Muskelkraft zu tun.

Der Herzmuskel pumpt das Blut durch die Arterien zu den verschiedenen Organen, und die Venen transportieren es wieder zurück zum Herzen.
Damit der Rückfluss des Blutes zum Herzen optimal funktioniert, gibt es einen wichtigen Mechanismus: die »Venenpumpe«, die mit Muskelkraft angetrieben wird. Sie unterstützt den Rückfluss des Blutes aus den Beinen. Bei jeder kleinen Muskelbewegung in den Beinen gibt es einen Blutschub in Richtung Herz.

Je mehr Sie sich bewegen, desto mehr wird Ihr Herz über die Venenpumpe entlastet. Beinmuskeltraining stabilisiert also nicht nur Ihre Haltung, sondern auch Ihr Herz-Kreislauf-System.

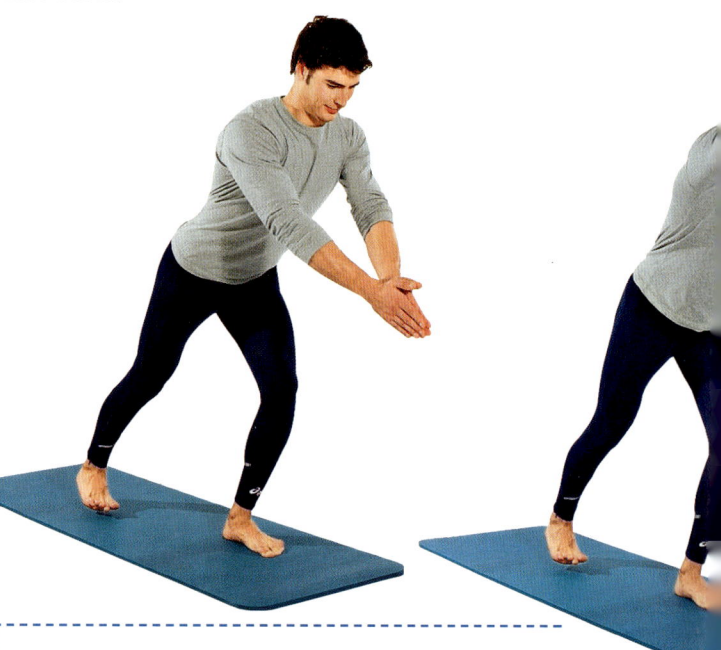

Flyings im Stehen

Mit diesen Übungen trainieren Sie die gesamte Muskel-
kette. Die Bein-, Po- und
Rückenmuskeln stehen im
Vordergrund. Durch die
Bewegung der Arme wird
gleichzeitig die Muskulatur
zwischen den Schulterblättern trainiert.
Die Übung eignet sich auch
sehr gut für zwischendurch,
zum Beispiel im Büro.

Übung 3

1. Nehmen Sie die Ausgangsstellung ein (Seite 34).
2. Strecken Sie die Arme in
Schulterhöhe nach vorn, und
legen Sie die Handflächen aneinander.
3. Heben Sie die Arme zügig
nach oben über den Kopf.
Atmen Sie dabei aus.
Wechseln Sie beim nächsten
Durchgang das Bein.

tipp:

Muskelkater ...

... entsteht durch Training oder ungewohnte Belastung. Dabei
reißen Mikrostrukturen in der Muskulatur. Dies führt zu einer
Entzündung und zum typischen Schmerz. Die Hypothese, dass
Übersäuerung der Grund für den Muskelkater sei, ist eindeutig
widerlegt.
Muskelkater tut zwar weh, er führt aber auch zu gesteigertem
Muskelwachstum.
Was kann man gegen die Beschwerden tun?

➤ Am hilfreichsten ist leichte Bewegung wie lockeres Laufen
oder Radfahren. Machen Sie aber nicht die Übung, die zum Muskelkater geführt hat. Eine Sauna-Anwendung oder ein warmes
Bad können ebenfalls Linderung bringen.

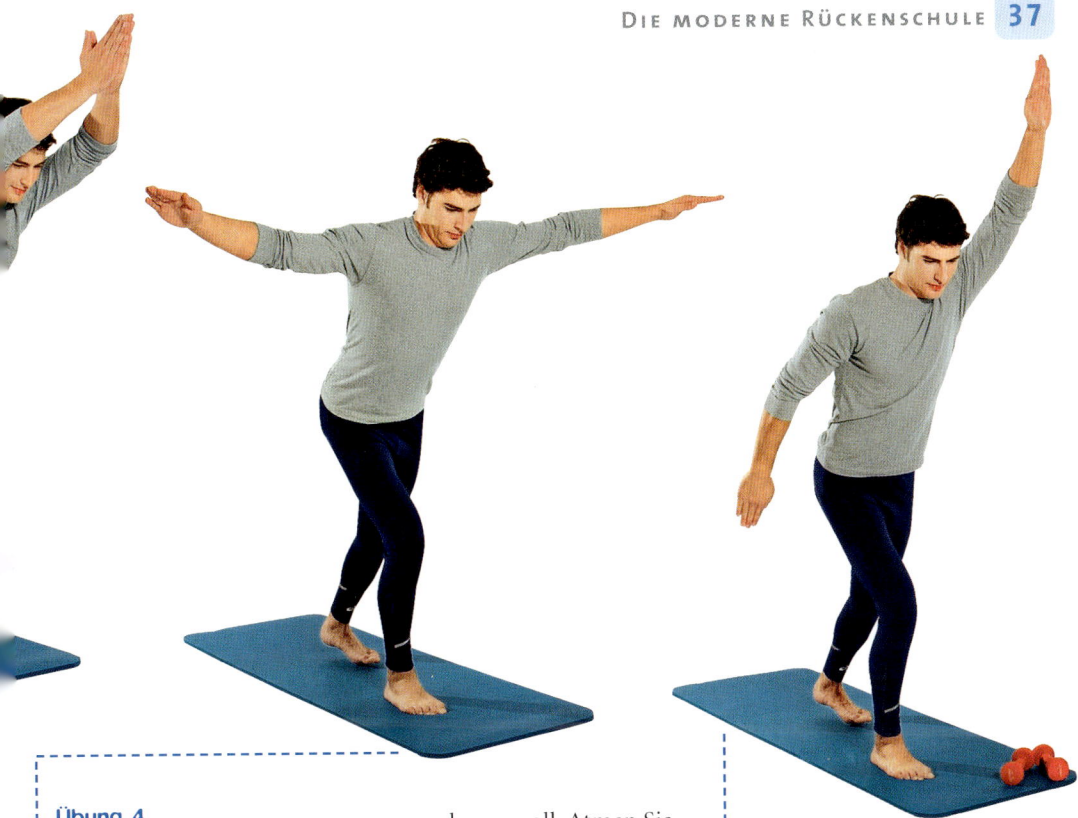

Übung 4

1. Nehmen Sie die Ausgangsposition ein.

2. Strecken Sie die Arme wieder nach vorn aus, Handflächen aneinander.

3. Breiten Sie die Arme auf Schulterhöhe zur Seite aus, und führen Sie sie wieder zusammen. Die Bewegung gleicht dem gemächlichen Flügelschlag eines großen Vogels. Machen Sie sie also nicht zu schwungvoll. Atmen Sie gleichmäßig weiter: beim Anheben aus-, beim Zusammenführen einatmen.

Übung 5

1. Gehen Sie in die Ausgangsstellung. Die Arme hängen neben dem Körper.

2. Heben Sie abwechselnd einen Arm gestreckt über den Kopf. Atmen Sie im Bewegungsrhythmus ein und aus.

3. Wechseln Sie nach 10–15 Wiederholungen das Bein. Bei den Übungen sollten beide Beine gleichmäßig belastet werden.

4. Eine Steigerung erreichen Sie, indem Sie zwei leichte Gewichte in die Hände nehmen.

Kraulen im Stehen

Übung 6

1. Belasten Sie Ihr rechtes Bein im einbeinigen Stand (Seite 34). Achten Sie darauf, dass Ihr Rücken gerade bleibt.

2. Führen Sie beide Arme über den Kopf.

3. Kraulen Sie jetzt im Stehen. Rotieren Sie abwechselnd mit dem rechten und linken Arm. Führen Sie die Arme unten immer nah am Körper vorbei.

4. Halten Sie Ihren Kopf gerade, den Nacken lang. Richten Sie Ihren Blick schräg nach unten.

tipp:

VOM SICHEREN STAND ZUR VERSCHÄRFTEN VERSION

Für alle Übungen im einbeinigen Stand ist es auf Dauer sehr effektiv, den »Standpunkt« zu wechseln.

➤ Beginnen Sie zunächst mit einem sicheren Stand. Tragen Sie feste Schuhe, auf keinen Fall höhere Absätze! Wenn Sie im Büro üben und Pumps tragen: ausziehen! Sonst besteht ein hohes Verletzungsrisiko.

Sobald Sie ein sicheres Gefühl bei den Übungen haben, können Sie ein bisschen von dieser Sicherheit wieder aufgeben:

➤ Üben Sie barfuß. Sie werden feststellen, dass Sie nun etwas wackelig auf den Füssen stehen. Nach einiger Trainingszeit werden Sie auch ohne Schuhe ein gutes Gefühl haben.

➤ Die nächste Steigerung wäre, sich auf ein Kissen zu stellen. Nehmen Sie zum Beispiel ein Sofakissen (siehe Foto). Ihre

Koordination und Ihr Körpergefühl werden dadurch enorm trainiert.

➤ Nur für Profis: Die letzte Steigerung ist der Stand auf einem Skateboard oder einem Therapiekegel. Sie werden dadurch ein sehr gutes Gleichgewichtsgefühl bekommen. Achtung: Gehen Sie zu diesem Schwierigkeitsgrad nur dann über, wenn Sie sich ganz sicher sind.

Kräftige Schultern

Besonders bei sitzenden Berufen ist es wichtig, kräftige Schultern zu haben. Mit der folgenden Übung trainieren Sie Ihre Schultern und Arme. Dadurch können Sie den klassischen Problemen im Schulter- und Nackenbereich vorbeugen.

Übung 7

1. Drücken Sie aus der Ausgangsstellung die Arme mit locker geballten Fäusten abwechselnd nach oben. Atmen Sie beim Hochdrücken aus.
2. Wechseln Sie nach 10–15 Wiederholungen das Bein.
3. Steigerung: Nehmen Sie für diese Übungen zwei leichte Gewichte in die Hände.

Welche Gewichte sind die richtigen?

Zwei Kurz-Hanteln eignen sich für diese Übung am besten. Sie sollten allerdings nicht zu schwer sein.

➤ Für Frauen sind 1–1,5 kg empfehlenswert,
➤ für Männer 2,5–3,5 kg.

Falls Sie sich keine Hanteln anschaffen möchten, können Sie auch einfach zwei normale Mineralwasserflaschen nehmen.

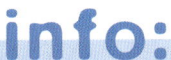

DAS RICHTIGE TIMING ...

... ist entscheidend für die Bekämpfung von Muskelverkrampfungen oder Verspannungen.

Ein Beispiel: Sie sitzen seit Stunden vor Ihrem Computer. Nacken und Kopf beginnen wehzutun. Sie führen nun einige Übungen durch, um aktiv gegen die Probleme anzugehen.

Jetzt gibt es zwei Möglichkeiten: Die Übungen haben geholfen, und Sie fühlen sich wieder wohl. Es kann aber auch passieren, dass das Training die Muskeln nicht entspannt und Sie keine deutliche Verbesserung spüren. Das wäre auch kein Wunder, falls Sie nur sporadisch und im Akutfall üben. Das Training kann keine »Spontanheilungen« bewirken.

Es ist unbedingt notwendig, rechtzeitig mit dem Training zu beginnen und die Übungen regelmäßig zu machen. Üben Sie deshalb auch im Urlaub oder auf Geschäftsreisen unbeirrt weiter.

Just do it!
Mit Training à la carte …

Ob im Office oder zu Hause, üben können Sie jederzeit – mit dem richtigen Trainingsplan. Das volle Programm in Muße daheim, ein paar Highlights zwischendurch im Job – so sind Sie Ihre Rückenbeschwerden bald los. Und ganz nebenbei werden Sie sich fühlen, als könnten Sie Bäume ausreißen …

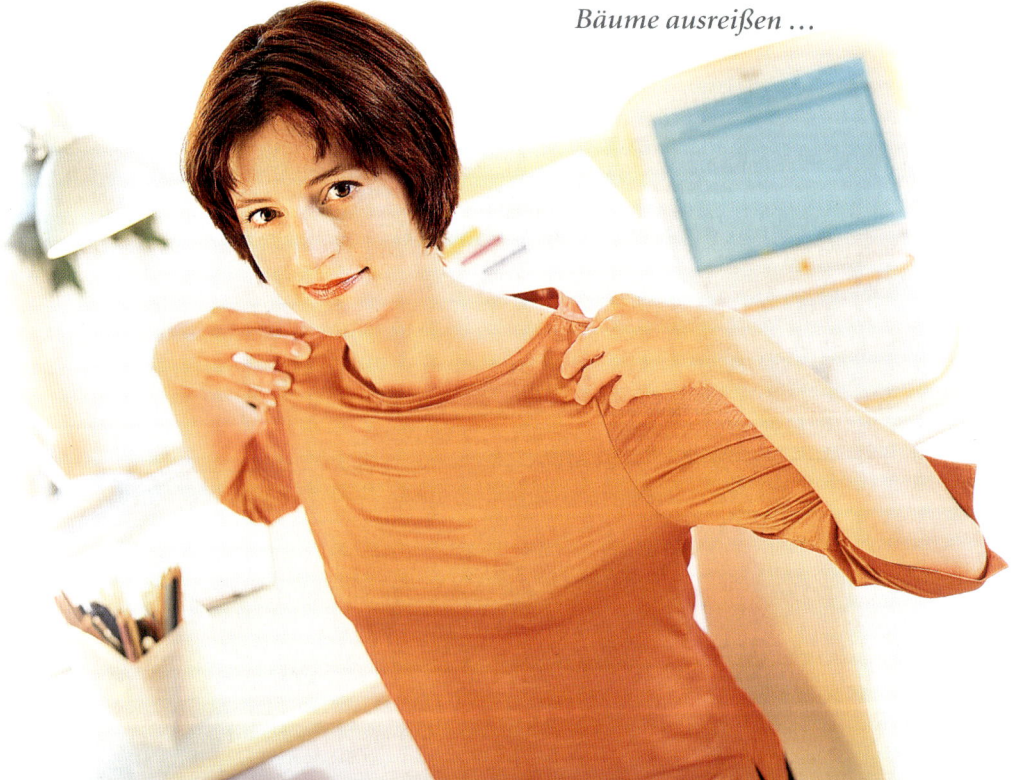

Lifestyle-
Programme
machen's leicht

Schon in der Antike machten sich die Sportler Gedanken über ausgewogenes und abwechslungsreiches Training. Daran hat sich bis heute nichts geändert. Der richtige Trainingsplan gilt auch in der modernen Sportwissenschaft als entscheidend für den Erfolg.

In diesem Kapitel finden Sie daher zwei Vorschläge für komplette, ausgewogene Übungspläne mit jeweils etwa 30 Minuten Trainingszeit. Wenn Sie sich Ihr individuelles Programm selbst zusammenstellen wollen, beachten Sie bitte die allgemeinen Trainingshinweise auf Seite 11.

Im Office oder on tour …

Wenn Sie unterwegs oder im Büro üben wollen, ist das kein Problem. Suchen Sie sich dazu einige Übungen aus, die leicht durchzuführen sind.

Special für alle, die viel sitzen

➤ Beginnen Sie zunächst mit dem Warm-up (Seite 11).
➤ Machen Sie dann mit Beweglichkeitsübungen weiter. Wählen Sie dazu zwei bis drei Übungen aus (Seite 12–15).
➤ Als Nächstes folgen die Kraftübungen (Seite 23–39). Achten Sie auf ein ausgewo-

genes Verhältnis zwischen Bauch- und Rückenübungen.
➤ Die Dehnübungen für den Schulter-Nacken-Bereich sind besonders wichtig (Seite 20–21). Nehmen Sie sich dafür genug Zeit.
➤ Zum Abschluss: Cool down (Seite 44)!

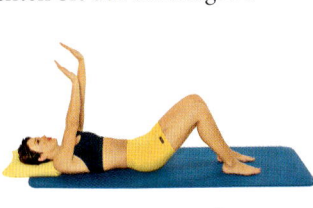

Beweglichkeit: Seite 15, Übung 6

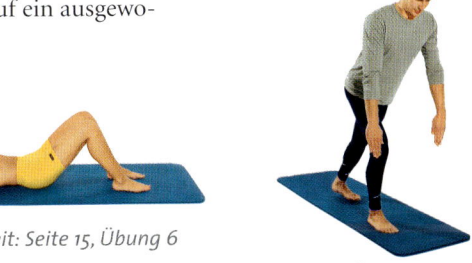

Kraft: Seite 34, Übung 1

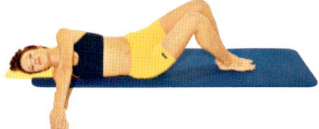

Beweglichkeit: Seite 15, Übung 7

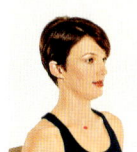
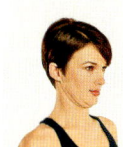

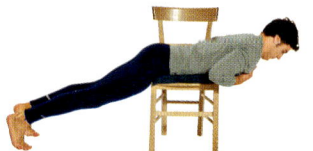

Kraft: Seite 32, Übung 5

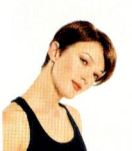
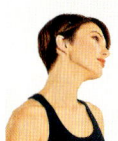

Dehnung des Nackens: Seite 21

Laden oder Hospital?

Wer viel stehen, heben und sich oft bücken muss, sollte vor allem Beweglichkeit und Kraft trainieren. Da die Hauptlast bei diesen Haltungen auf den unteren Etagen der Wirbelsäule liegt, müssen speziell der untere Rücken und die Bauchmuskeln gestärkt werden.

Special für alle, die viel stehen und heben

➤ Beginnen Sie auch hier mit dem Warm-up (Seite 11, geringeres Verletzungsrisiko).
➤ Die Bauchmuskeln bilden die vordere Stütze des Körpers. Sie sollten dafür zwei Übungen im Programm haben (Seite 24–29).
➤ Der Rücken als hintere Stütze sollte ebenfalls mit mindestens zwei Übungen trainiert werden (Seite 30–39).
➤ Schließen Sie an die Kraftübungen das Stretching an (Seite 16–21). Die Muskeln lassen sich nach Belas-

tung besser dehnen. Falls Sie nur Dehnübungen durchführen wollen, können diese direkt nach dem Warmmachen folgen.
➤ Zum Abschluss: Cool down (Seite 44)!

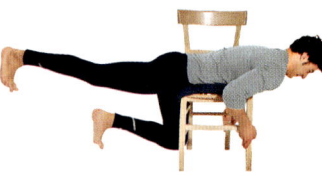

Rücken: Seite 33, Übung 7

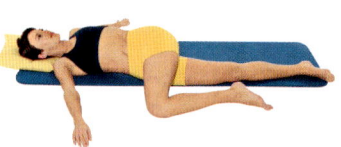

Beweglichkeit: Seite 13, Übung 3

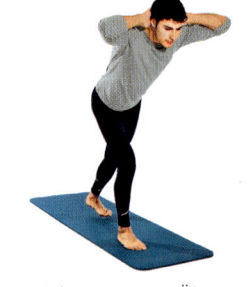

Rücken: Seite 35, Übung 2

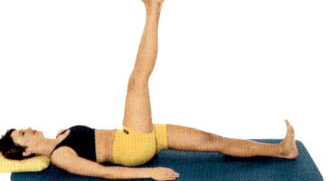

Beweglichkeit: Seite 13, Übung 4

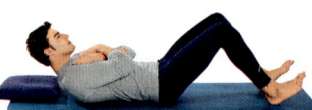

Bauch: Seite 27, Übung 2

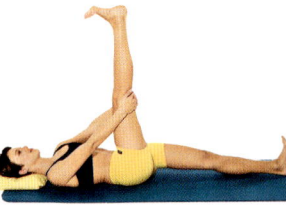

Dehnung: Seite 18, Übung 4

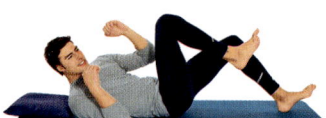

Bauch: Seite 28, Übung 4

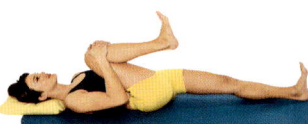

Dehnung: Seite 19, Übung 5

Extra für Eilige

Mit den folgenden vier
Übungen können Sie in etwa
20 Minuten Ihren gesamten
Körper trainieren. Alle
großen Muskelgruppen wer-
den belastet.

➤ Beginnen Sie zunächst mit
dem Warm-up (Seite 11).

➤ Liegestütze

Die Brust-, Schulter- und
Oberarm-Muskulatur wird
bewegt. Die Hauptkraft
kommt aus der Brust.
1. Stützen Sie sich auf Hände
und Knie. Die Hände sollten
senkrecht unter den Schultern stehen. Kreuzen Sie die
Füße, und heben Sie sie vom
Boden ab.
2. Achten Sie darauf, den
Rücken gerade zu halten.
3. Beugen Sie die Arme in
den Ellbogengelenken an,
bis die Brust den Boden
berührt.
4. Atmen Sie beim Hochdrücken aus.
10 Wiederholungen, 2–3
Durchgänge, 4–5 Minuten.

➤ Übung für den Rücken

Führen Sie im Anschluss die
Übung 2, Seite 30 durch.
Damit werden die Rücken-
muskeln gestärkt. Atmen Sie
ruhig durch.
10–15 Wiederholungen, 2–3
Durchgänge, 4–5 Minuten.

Mit diesen zwei Übungen
schaffen Sie ein ausgewogenes Kraftverhältnis im Oberkörper.
Die Übung für den Rücken
können Sie alle 4–5 Wochen
austauschen (Seite 30–38,
zum Beispiel Übung 4, Seite
37 oder Übung 8, Seite 33).

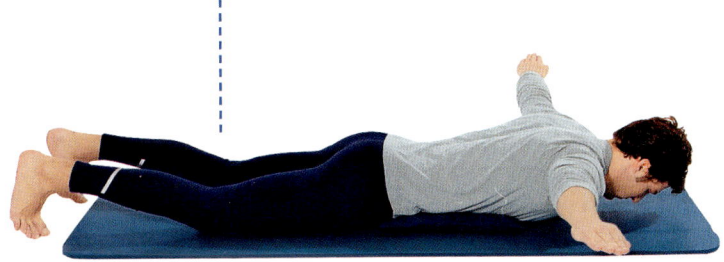

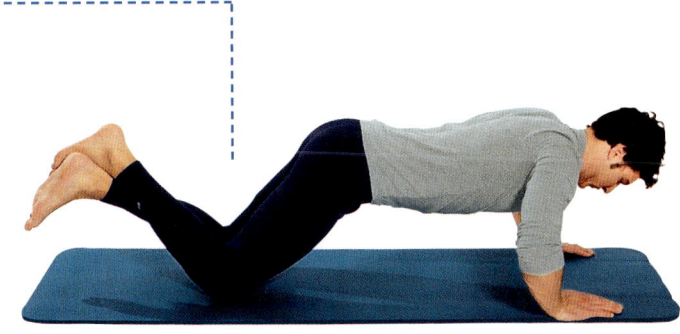

Bauch, Beine, Po

Mit den folgenden zwei
Übungen bringen Sie den
Bauch, die Beine und den Po
in Form. Starten Sie mit dem
Bauchmuskeltraining – als
Übergang vom Oberkörper
zu den Beinen.

➤ Für die Bauchmuskeln

1. Legen Sie sich auf den
Rücken, und breiten Sie die
Arme in Schulterhöhe aus,
Handflächen nach unten.
2. Heben Sie Kopf und
Schultern an. Atmen Sie dabei aus. Ziehen Sie Ihr Kinn
zur Brust, und richten Sie
Ihren Blick schräg nach oben.
3. Atmen Sie ein, wenn Sie
sich wieder hinlegen.
10–15 Wiederholungen, 2–3
Durchgänge, 4–5 Minuten.

Tauschen Sie die Bauchmus-
kelübung alle 4-5 Wochen aus
(Seite 24–29).

➤ Steps up

Diese Übung ist auch für Ihren Kreislauf gut! Nehmen
Sie als Hilfsmittel einen Stuhl
oder Hocker, der sicher steht.

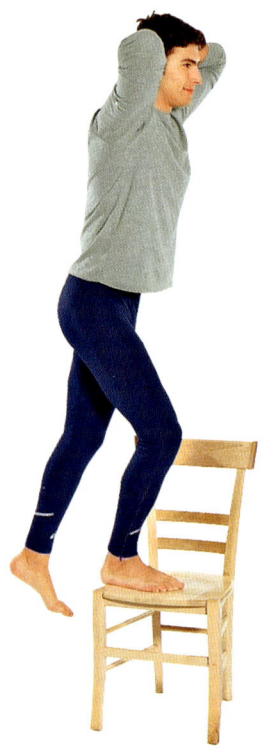

1. Falten Sie die Hände im
Nacken. Halten Sie Ihren
Rücken während der ganzen
Übung aufrecht.
2. Steigen Sie abwechselnd
mit dem rechten und linken
Bein auf den Stuhl.
3. Strecken Sie das Standbein
ganz durch. Atmen Sie beim
Hochsteigen kräftig aus.
15–20 Wiederholungen, 2–3
Durchgänge, 5–6 Minuten.

Das Finish:
Cool down

Beenden Sie Ihr Training
immer mit einer Entspan-
nungsübung.
Machen Sie es sich dafür
bequem – im Sitzen oder im
Liegen.

➤ Führen Sie die Übung in
aller Ruhe durch. Ihr gesam-
ter Körper soll sich dabei entspannen. Nach wenigen tiefen
Atemzügen spüren Sie, wie
sich Ihr Puls beruhigt.
Wiederholen Sie die Armbe-
wegung 3- bis 5-mal.

Im Sitzen

1. Setzen Sie sich aufrecht
auf einen Stuhl. Stellen Sie
Ihre Füße fest auf. Legen Sie
die Hände ineinander.
Richten Sie Ihren Blick nach
vorn.

2. Heben Sie die Arme über den Kopf. Atmen Sie dabei tief ein.

3. Senken Sie anschließend die Arme wieder, und atmen Sie aus.

Diese Variante im Sitzen eignet sich auch hervorragend, um tagsüber zwischendurch mal zu entspannen.

Im Liegen

1. Legen Sie sich auf eine feste Unterlage, den Kopf leicht erhöht, die Hände aufeinander vor dem Bauch.

2. Heben Sie beide Arme über den Kopf, und atmen Sie tief ein.

3. Senken Sie die Arme wieder, und atmen Sie aus.

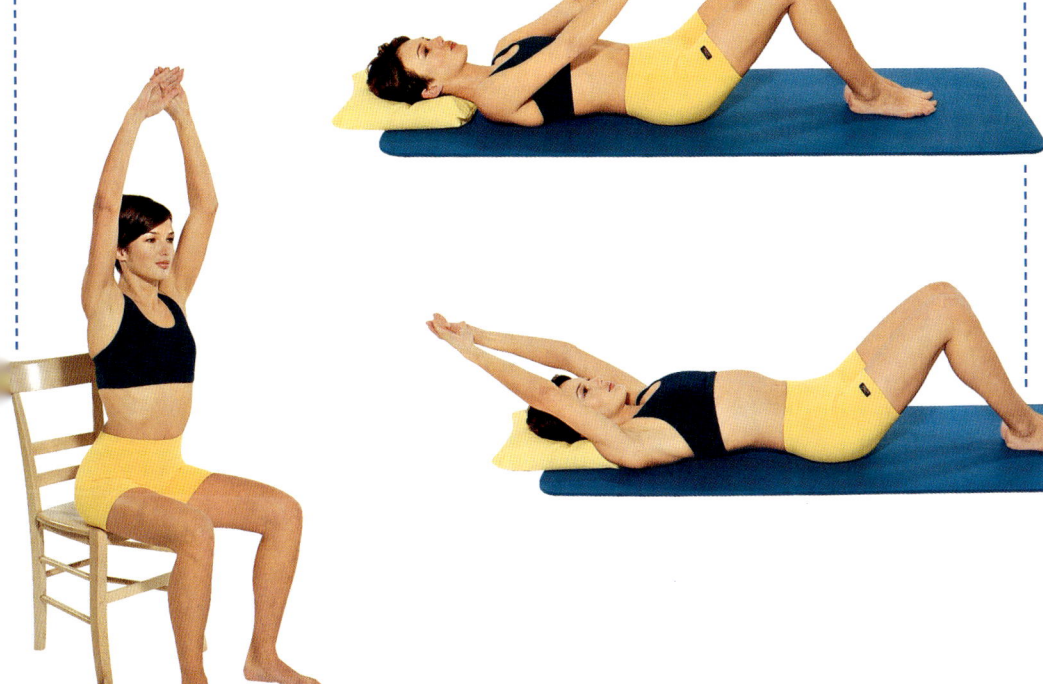

Gesucht – gefunden

Büchertipps

Boeckh-Behrens, W.-U. /Buskies, W.: Gesundheitsorientiertes Fitnesstraining, Bd. 1–3; Verlag Wehdemeier & Pusch

Heilmann, Dr. med. J.: Der Rücken – stark und gesund; Gräfe und Unzer Verlag

Johnen, W.: Muskelentspannung nach Jacobson; Gräfe und Unzer Verlag

Kuhnert, Christine: Superbody mit Pilates; Gräfe und Unzer Verlag

Rüdiger, M.: Power-Walking; Gräfe und Unzer Verlag

Schmauderer, A.: Bodystyling mit dem Thera-Band; blv

Schutt, K.: Massagen – Wohltat für Körper und Seele; Gräfe und Unzer Verlag

Trökes, A.: Yoga für Rücken, Schulter und Nacken; Gräfe und Unzer Verlag

Winkel, Dos: Rückenbeschwerden; Urban & Fischer Verlag

Zauner, R.: Rückenbeschwerden natürlich behandeln; Gräfe und Unzer Verlag

Hilfreiche Adressen

Achim Schmauderer
Im Erlich 78, 67346 Speyer
E-Mail: achimschmauderer
@hotmail.com
www.achimschmauderer.de

Hier erhalten Sie Informationen zum Thema Rücken sowie Adressen von Physiotherapeuten:

Deutscher Verband für Physiotherapie – Zentralverband der Physiotherapeuten (ZVK) e.V.
Deutzer Freiheit 72–74
D–50679 Köln

Bundesverband der deutschen Rückenschulen (BdR) e.V.
Postfach 1124
D–30011 Hannover

Bundesarbeitsgemeinschaft chronische Kreuzschmerzen (BacK) – Göttinger Rücken-Intensiv-Programm (GRIP) Schmerzambulanz des Universitätsklinikums
Robert-Koch-Str. 40
D–37075 Göttingen

Bundesverband der Diplomierten PhysiotherapeutInnen Österreichs (ÖPV)
Köstlergasse 1/29
A–1060 Wien

Schweizerischer Physiotherapeuten-Verband (SPV)
Postfach, Oberstadt 8
CH–6204 Sempach-Stadt

Sachregister

Über den Autor

Achim Schmauderer, geboren 1969 in Pforzheim, ist Heilpraktiker, Sportheilpraktiker und Masseur, seit vier Jahren in eigener Praxis tätig mit den Schwerpunkten Manuelle Therapie und Sportmedizin. 1997/98 betreute er die Nationalmannschaft der Bahnradfahrer. Seit März 2000 tritt er als Experte im Fernsehen auf mit Live-Beiträgen zum Thema Bewegungsapparat. Neben Jogging, Radfahren und Fitnesstraining ist sein umfangreichstes Hobby zur Zeit das Medizinstudium an der Universität Heidelberg.

Wichtiger Hinweis

Die Ratschläge des vorliegenden Buches wurden sorgfältig recherchiert und haben sich in der Praxis bewährt. Alle Leserinnen und Leser sind jedoch aufgefordert, selbst zu entscheiden, ob und inwieweit sie die Anregungen aus diesem Buch umsetzen wollen. Autor und Verlag übernehmen keine Haftung für die Resultate.

Bildnachweis

Fotoproduktion: Andreas Hosch

Weitere Fotos: Image Bank (Britt Erlanson): S. 10, Mauritius (Fichtl): S. 40

Illustrationen: Nike Schenkl

Impressum

© 2002 GRÄFE UND UNZER VERLAG GmbH, München
Alle Rechte vorbehalten, Nachdruck, auch auszugsweise, sowie Verbreitung durch Film, Funk, Fernsehen und Internet, durch fotomechanische Wiedergabe, Tonträger und Datenverarbeitungssysteme jeder Art nur mit schriftlicher Genehmigung des Verlages.

Redaktion: Reinhard Brendli
Lektorat und Gestaltung: Felicitas Holdau
Layout: Heinz Kraxenberger
Umschlag: independent Medien-Design
Herstellung: Helmut Giersberg
Lithos: W & Co., München
Druck/Bindung: Alcione, Trento

ISBN 3-7742-4929-6

Auflage   5.
Jahr   06   05   04

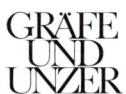

GRÄFE
UND
UNZER

Ein Unternehmen der
GANSKE VERLAGSGRUPPE